抗菌薬ドリル

感染症診療に強くなる問題集

編集
羽田野義郎

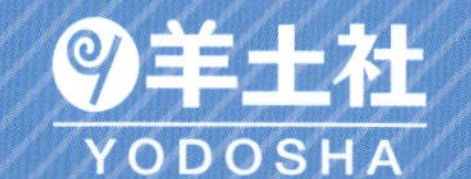

序

2018年4月号のレジデントノートの特集からはや1年,「抗菌薬ドリル」が今回大幅にパワーアップして書籍として戻ってきました．簡単だった！ 難しかった！ といろいろご意見を伺いましたが，今回も初期研修医が終わるころまでに身につけてほしい臨床感染症の基本を中心にまとめられています．

医療は日々進歩し続けていますが，近年の感染症周辺の変化のスピードは非常に速く，そしてそのインパクトは大きいものとなっています．

薬剤耐性アクションプランをはじめとした国としての取り組みにみられるように，耐性菌が当たり前になったこの時代を生き抜く，すなわちこれ以上の耐性菌の出現を抑えて，今ある抗菌薬を長く使えるようにするために，「必要なときに必要なだけ抗菌薬を使う」という基本に忠実な感染症診療の重要性が非常に高まっています．

感染症は臓器横断的な疾患で，どの専門科であっても必ず遭遇する疾患です．残念ながら感染症専門医は決して多くはありませんが，この時代を生き抜くには早期からの体系的な教育，およびトレーニングが重要であることは言うまでもありません．とは言え，学生時代から大量の微生物名を覚えるのが大変で…という方も少なくないと思います．しかしながらそうは言っていられないかもしれない（？）データを1つご紹介しましょう．オランダの医学部4年生を対象にした抗菌薬処方に関するeラーニングコースの評価をした研究では，実に74％の学生が抗菌薬処方に不安がある，または非常に不安があると答えています（このコース終了後に37％に低下）[1]．日本にそのままあてはまるかどうかはわかりませんが，医師だけでなく，医学生をはじめとした医療系学生の方たちへの抗菌薬使用に関する講義や情報提供はより必要なのかもしれません．

抗菌薬がほかの薬剤と決定的に違う特徴があるとすれば，それは「人体と体内に存在する微生物の両方，そして環境にも影響を与える」ということです．抗菌薬を使用すれば患者さんは治りますが，その一方で体内には耐性菌の出現のリスクが残り，それがほかの患者さんに伝播します．また環境中では，例えば農業や畜産業の世界でも抗菌薬は使用されています．微生物の側からみれば，生き長らえるために耐性機構をもつのは当然のことで，それはヒト同様の進化の過程をたどっています．微生物との戦いにおいてヒトは，ペニシリンとそれに続く抗菌薬の開発により一時的に優位に立ちましたが，その後微生物の進化に対し新たな抗菌薬開発が手詰まりの状況となっています．抗菌薬は「使えば使うほど使えなくなる」という特殊な薬剤であり，新たな開発も困難な状況となりつつある現在，今ある抗菌薬を大事に使うこと（使わないという判断も含めて）が全医療者に求められています．

表　感染症診療のロジック

① 患者背景を理解する
② どの臓器の感染症？
③ 原因となる微生物は？
④ どの抗菌薬を選択？
⑤ 適切な経過観察

文献2より引用.

レジデントノートでの特集のときと同様，非常に重要ですのでくり返します．私自身もそうでしたが現場で困っている皆さんは特に，「とりあえず抗菌薬の使い方がわからないので抗菌薬について教えてください」となりがちです．また，想定される微生物の議論が抜け落ちてしまい，疾患と抗菌薬を線結びで覚えてしまう傾向があります（例：肺炎－セフトリアキソンなど）．同様のことは軽症か，重症か，またはCRPが非常に高いか否か，でも言えます（軽症－セフトリアキソン，重症－メロペネムなど）．

感染症診療を行ううえで，考えるロジックは常に同じです．それは，患者さんのプロブレムに対する鑑別診断に感染症があがったときに，「背景，臓器から想定される原因微生物を想定して抗菌薬を選択する」ということです（表）．当然，非感染症であれば抗菌薬は不要ですし，想定される原因微生物をカバーできていれば，正解はいくつもあります（そのなかでなるべくスペクトラムの狭い抗菌薬を選択します）．すなわち，最も重要なのは病歴聴取や身体診察を丁寧に行うことであり，抗菌薬の知識はあくまで感染症診療を行ううえでの一部分であることを強調しておきたいと思います．病歴聴取や身体診察にも当然トレーニングが必要ですので，初期研修から後期研修中までにトレーニングすることを強くお勧めします．

本書の筆者の皆さんは，臨床の最前線で診療を実践されている方々で，その「臨床に使える知識」をドリルとし，問題を解きながらそれらが身につくようにしています．

本書が医学生や初期研修医，基本をおさらいしたい非専門医はもちろんのこと，昨今臨床推論の教育が進んでいる薬学部学生，薬剤師などメディカルスタッフの方々の入門書となれば幸いです．

2019年1月

羽田野義郎

引用文献

1）Sikkens JJ, et al：Improving antibiotic prescribing skills in medical students：the effect of e-learning after 6 months. J Antimicrob Chemother, 73：2243-2246, 2018

2）「感染症診療のロジック」（大曲貴夫/著），南山堂，2010

CONTENTS

CONTENTS

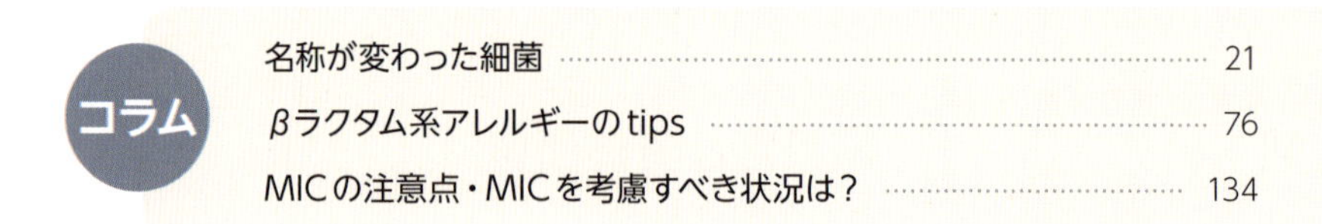

解答記入用紙

今の力をチェックしてみよう！

解答日：　　年　　月　　日

		解答
1 これだけは覚える！感染症診療に必要な微生物の知識	問題 1	
	問題 2	
	問題 3	
	問題 4	
	問題 5	
2 【抗菌薬の基礎知識①】ペニシリン系・セフェム系	問題 1	
	問題 2	
	問題 3	
	問題 4	
	問題 5	
3 【抗菌薬の基礎知識②】カルバペネム系・抗MRSA 薬	問題 1	
	問題 2	
	問題 3	
	問題 4	
	問題 5	
	問題 6	
4 【抗菌薬の基礎知識③】その他の重要な抗菌薬（内服抗菌薬を中心に）	問題 1	
	問題 2	
	問題 3	
	問題 4	
	問題 5	
5 【抗菌薬の基礎知識④】その他の重要な抗菌薬（嫌気性菌，抗真菌薬）	問題 1	
	問題 2	
	問題 3	
	問題 4	
	問題 5	

		解答
6 ペニシリンアレルギー	問題 1	
	問題 2	
	問題 3	
	問題 4	
	問題 5	
7 抗菌薬の要否の判断	問題 1	
	問題 2	
	問題 3	
	問題 4	
	問題 5	
8 【診断のためのアプローチ①】市中の発熱へのアプローチ：感染症と身体所見	問題 1	
	問題 2	
	問題 3	
	問題 4	
	問題 5	
9 【診断のためのアプローチ②】POCT，血液培養，CRPとプロカルシトニン	問題 1	
	問題 2	
	問題 3	
	問題 4	
	問題 5	
10 empiric therapy の考え方	問題 1	
	問題 2	
	問題 3	
	問題 4	
	問題 5	
	問題 6	

		解答
11 効果判定・経過観察のしかた	問題 1	
	問題 2	
	問題 3	
	問題 4	
12 培養結果が判明した後の抗菌薬選択，内服薬へ切り替えのタイミング	問題 1	
	問題 2	
	問題 3	
	問題 4	
13 抗菌薬のやめどき・治療がうまくいかないときのアプローチ	問題 1	
	問題 2	
	問題 3	
	問題 4	
	問題 5	
14 菌血症のマネジメント	問題 1	
	問題 2	
	問題 3	
15 研修医に知っておいてほしい感染対策	問題 1	
	問題 2	
	問題 3	
	問題 4	
	問題 5	
正解数	／73	

0～15点　：まだまだ…
16～30点：あと一歩…
31～45点：なかなか！
46～60点：デキる！
61～70点：バッチリ！
71点～　：免許皆伝！

略語一覧

略語	欧文	和文
AMR	antimicrobial resistance	薬剤耐性
CAUTI	catheter-associated urinary tract infection	カテーテル関連尿路感染症
CDC	Centers for Disease Control and Prevention	米国疾病管理予防センター
CLSI	Clinical and Laboratory Standards Institute	臨床・検査標準協会
CMV	cytomegalovirus	サイトメガロウイルス
CNS	coagulase-negative staphylococci	コアグラーゼ陰性ブドウ球菌
CRBSI	catheter related bloodstream infection	カテーテル関連血流感染症
CRE	carbapenem-resistant Enterobacteriaceae	カルバペネム耐性腸内細菌科細菌
EBV	Epstein-Barr virus	エプスタイン・バーウイルス
ESBL	extended-spectrum β-lactamase	基質特異性拡張型βラクタマーゼ
GNR	Gram negative rods	グラム陰性桿菌
GPC	Gram positive cocci	グラム陽性球菌
HBV	hepatitis B virus	B型肝炎ウイルス
HCV	hepatitis C virus	C型肝炎ウイルス
HIV	human immunodeficiency virus	ヒト免疫不全ウイルス
HSV	herpes simplex virus	単純ヘルペスウイルス
I	intermediate	中間
IDSA	Infectious Diseases Society of America	米国感染症学会
MBL	metallo β-lactamase	メタロ-βラクタマーゼ
MDRA	multi-drug resistant *Acinetobacter* spp.	多剤耐性アシネトバクター
MDRP	multi-drug resistant *Pseudomonas aeruginosa*	多剤耐性緑膿菌
MIC	minimum inhibitory concentration	最小発育阻止濃度
MRSA	methicillin-resistant *Staphylococcus aureus*	メチシリン耐性黄色ブドウ球菌
MSSA	methicillin-susceptible *Staphylococcus aureus*	メチシリン感受性黄色ブドウ球菌
NDM-1	New Delhi metallo β-lactamase	ニューデリー・メタロ-βラクタマーゼ
PBP	penicillin-binding proteins	ペニシリン結合タンパク
PRSP	penicillin-resistant *Streptococcus pneumoniae*	ペニシリン耐性肺炎球菌
PSSP	penicillin-susceptible *Streptococcus pneumoniae*	ペニシリン感受性肺炎球菌
R	resistant	耐性
S	susceptible	感受性
SSI	surgical site infection	手術部位感染
STD	sexually transmitted diseases	性感染症
TDM	therapeutic drug monitoring	治療薬物モニタリング
VRE	vancomycin-resistant Enterococci	バンコマイシン耐性腸球菌
VZV	varicella zoster virus	水痘・帯状疱疹ウイルス

抗菌薬ドリル

感染症診療に
強くなる問題集

1

問題1　問題2　問題3　問題4　問題5

これだけは覚える！感染症診療に必要な微生物の知識

沖中友秀，山口浩樹，小松真成

はじめに

病歴と身体所見を駆使して感染臓器を絞り込み，血液検査や画像検査などの検査所見から感染臓器を特定し，血液培養を含めた細菌検査も提出した．いざっ治療！ となったとき「○○菌を想定して△△を使います！」と抗菌薬を選択することは難しいですよね．感染症は微生物を相手に治療を行う必要があり，誤嚥性肺炎＝○○/スルバクタムとか胆管炎＝△△/スルバクタムなんて**疾患名で治療薬＝抗菌薬を選べません**．この稿ではすべてを覚えられない細菌のなかから，臨床上よく出会うものについて覚え方や臨床で使える整理のしかたを含めて概説します．

問題1

76歳男性．
肺気腫のため外来を定期通院中．来院前日から徐々に増悪する呼吸困難感があり救急搬入された．胸部聴診上coarse cracklesを聴取し，胸部X線/CT検査で右下葉に浸潤影があり肺炎と診断された．喀痰グラム染色で好中球の貪食を伴うグラム陽性双球菌がみられた（図1）．

Q 想定される原因菌は次のうちどれか？

ⓐ腸球菌　ⓑ肺炎球菌
ⓒ黄色ブドウ球菌　ⓓβ溶血性レンサ球菌

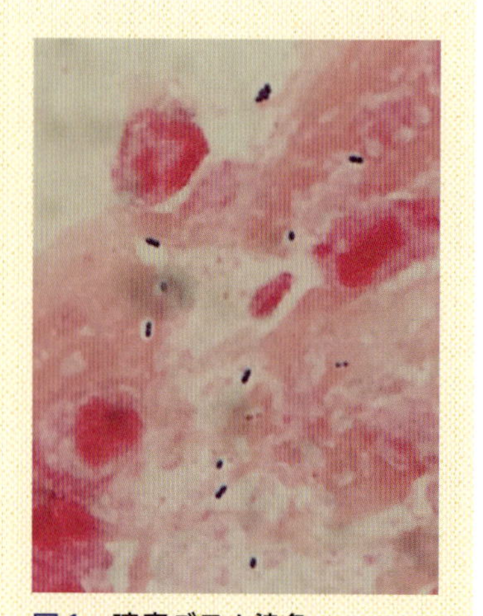

図1　喀痰グラム染色

問題2

76歳男性（問題1と同一患者）.
抗菌薬投与前に採取した血液培養から，喀痰と同様のグラム陽性双球菌が検出された．髄膜炎の合併はなかったが敗血症性ショックとなり，挿管人工呼吸管理のうえ右内頸静脈に中心静脈カテーテルを挿入しICUでの加療を開始した．問題1の解答を受けた抗菌薬投与で徐々に改善傾向であったが，入院7日目に再度発熱し，右内頸静脈のカテーテル刺入部が発赤していた．発熱後採取した血液培養2セットからブドウ房状のグラム陽性球菌が検出された（図2）.

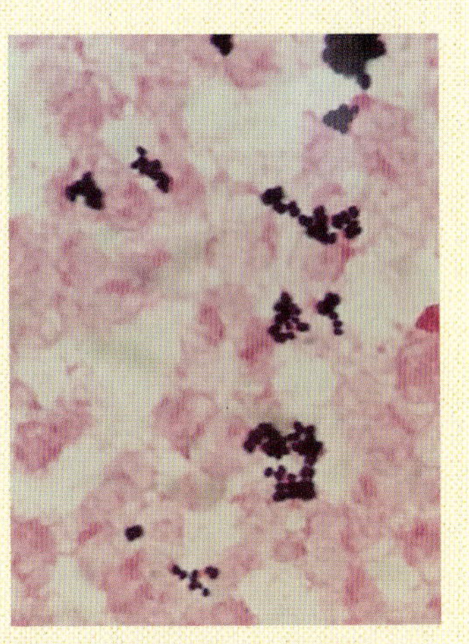

図2 血液培養グラム染色

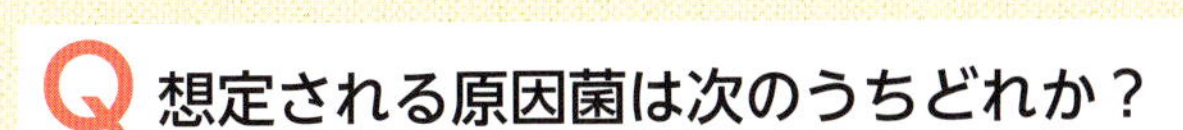

Q 想定される原因菌は次のうちどれか？

ⓐ腸球菌　ⓑ肺炎球菌
ⓒ表皮ブドウ球菌　ⓓβ溶血性レンサ球菌

問題3

76歳男性（問題1，2と同一患者）.
問題2の解答を受けた抗菌薬投与とカテーテル抜去後，解熱した．ショックを離脱し呼吸状態も改善傾向であったため抜管を予定していたところ，入院12日目に再度発熱し呼吸状態が再増悪した．胸部X線上改善傾向であった浸潤影が増強していた．発熱後採取した血液培養と尿培養は陰性で，下痢症状はなくその他感染巣を示唆する所見はなかった．喀痰グラム染色では好中球の貪食を伴う細長く先細りしたグラム陰性桿菌がみられた（図3）.

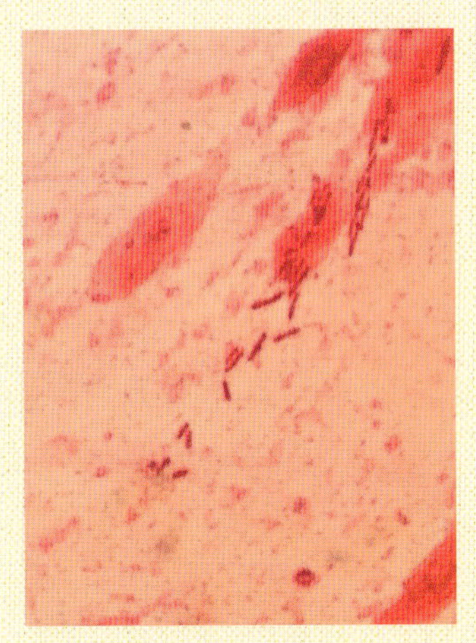

図3 喀痰グラム染色

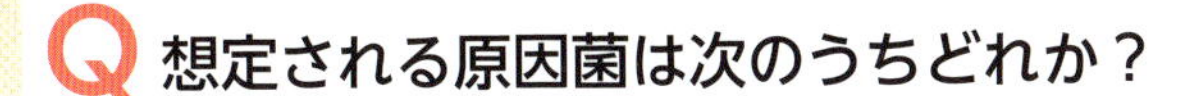

Q 想定される原因菌は次のうちどれか？

ⓐインフルエンザ菌　ⓑ大腸菌
ⓒ緑膿菌　ⓓクレブシエラ

問題4

72歳女性.

関節リウマチのため1年前からメトトレキサートとプレドニゾロンを内服している. 2週間前に風邪を引いてから微熱と湿性咳嗽が続き, 最近ズボンのウエストがゆるくなっていた. 昨夜39℃の発熱と呼吸困難感が出現したため救急外来を受診した. 来院時の喀痰グラム染色では白く抜けた桿菌様の菌体がみられた（図4）.

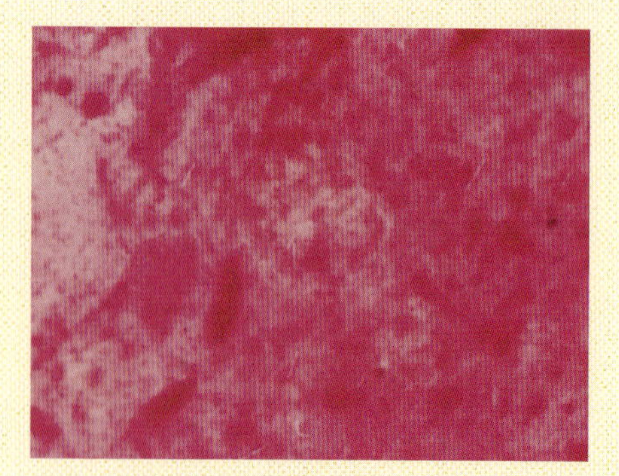

図4 喀痰グラム染色

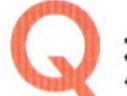

想定される原因菌は次のうちどれか？

ⓐ抗酸菌　ⓑノカルジア　ⓒ百日咳菌　ⓓアスペルギルス

問題5

80歳女性.

大腿骨頸部骨折で手術目的に入院中である. 入院後から尿道カテーテルを留置している. 入院3日目から39℃の発熱があり, 尿培養と血液培養検査を行った. 血液培養と尿培養のグラム染色所見から, それぞれ同一菌種と思われる腸内細菌様のグラム陰性桿菌を確認した（図5）.

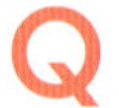

想定される原因菌は次のうちどれか？

ⓐESBL産生菌　ⓑMRSA

ⓒVRE　ⓓMDRP

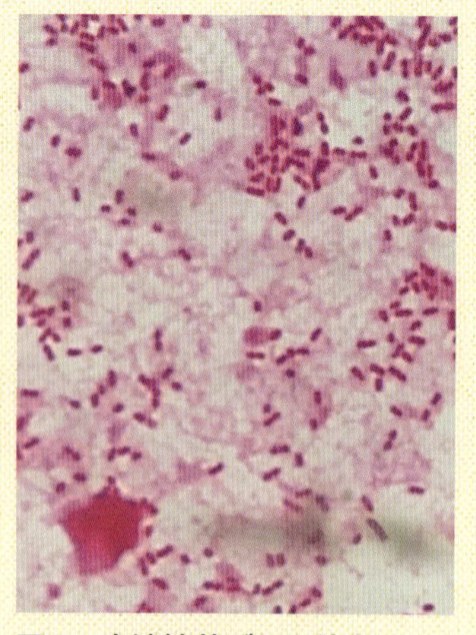

図5 血液培養グラム染色

ESBL：基質特異性拡張型βラクタマーゼ
MRSA：メチシリン耐性黄色ブドウ球菌
VRE：バンコマイシン耐性腸球菌
MDRP：多剤耐性緑膿菌

ⓑ肺炎球菌

グラム染色に基づいて細菌を分類しよう（表1，2）

グラム染色は簡便かつ迅速に原因菌を絞り込むことができ，抗菌薬の治療効果判定にも使える感染症診療に欠かせない検査です[1]．**問題1**ではグラム染色所見から原因菌は肺炎球菌と考えられます．グラム染色に基づいて細菌を分類し形態的特徴とあわせて理解することで，適切な感染症診療を行えるようになります．一度に覚えることが難しければ，**臨床上出会う細菌の多くがグラム陽性球菌とグラム陰性桿菌に分類される**ので[2]，まずはこ

表1　グラム染色による主な好気性菌・通性嫌気性菌の分類

	球菌		桿菌
グラム陽性	ブドウ球菌 (*Staphylococcus*)	黄色ブドウ球菌 CNS *S. lugdunensis* *S. epidermidis* *S. saprophyticus*	バチルス コリネバクテリウム リステリア ノカルジア
	レンサ球菌 (*Streptococcus*)	β溶血性レンサ球菌 *S. pyogenes* *S. agalactiae* *S. dysgalactiae* α溶血性レンサ球菌 viridans Streptococci *S. anginosus* group *S. gallolyticus*	
	肺炎球菌		
	腸球菌 (*Enterococcus*)	*E. faecalis* *E. faecium*	
グラム陰性	モラキセラ ナイセリア 淋菌 髄膜炎菌 インフルエンザ菌（球桿菌）*		大腸菌 クレブシエラ プロテウス（*Proteus*） *P. mirabilis* *P. vulgaris* （以上PEK）
			エンテロバクター シトロバクター セラチア
	【ブドウ糖非発酵菌】 アシネトバクター（球桿菌）*		【ブドウ糖非発酵菌】 緑膿菌 *Stenotrophomonas maltophilia*

＊細菌学上はグラム陰性桿菌に分類されるが，グラム染色上グラム陰性球菌様に見えることが多く今回の表ではグラム陰性球菌に分類した．
CNS：コアグラーゼ陰性ブドウ球菌
文献2～5を参考に作成．

表2　グラム染色による主な偏性嫌気性菌の分類

	球菌	桿菌
グラム陽性	ペプトストレプトコッカス ミクロコッカス	クロストリジウム（*Clostridium*） *C. perfringens* *C. tetanus* *Clostridioides difficile* アクチノマイセス プロピオニバクテリウム
グラム陰性	ベイオネラ	フソバクテリウム プレボテラ バクテロイデス

文献2〜5を参考に作成.

のグループに分類される菌を覚えるとよいでしょう．グラム陰性桿菌のなかで特に大腸菌・クレブシエラ・プロテウスは原因菌として分離される頻度が高く，その他の腸内細菌と区別してそれぞれの頭文字をとり通称「PEK（ペック）」と呼ばれます[2)]．PEKは後述する**ESBL（基質特異性拡張型βラクタマーゼ）を産生**することが多い菌種でもあります．

表2には空気があると増殖できない・膿瘍をつくるなど**表1**の菌とは異なる性質をもつ偏性嫌気性菌をまとめました．**偏性嫌気性菌に対する抗菌活性の有無が抗菌薬のスペクトルを覚えるうえで1つのポイント**になりますので，どのような細菌が偏性嫌気性菌に分類されるかぜひ覚えましょう．

問題2 解答　ⓒ表皮ブドウ球菌

ヒトの常在細菌叢と病院環境中の細菌叢を理解しよう（表3）

問題2では内頸静脈カテーテル周囲に感染徴候があり，血液培養所見からカテーテル関連血流感染症が疑われます．カテーテル関連血流感染症では，カテーテルにより皮膚の物理的バリアが破綻し，皮膚表面の常在菌（本症例の場合は表皮ブドウ球菌）がカテーテルを通じて血液内へ侵入することで感染が成立します．このように**多くの感染症はヒトがもつ防御能を超えて細菌が臓器に侵入・増殖することで発症する**ため，常在細菌叢とヒトが接する病院環境中に存在する細菌叢を理解することで，より正確に原因菌を想定することができます．

表3 ヒトの常在細菌叢と病院環境中の細菌叢

	グラム陽性		グラム陰性	
	球菌	桿菌	球菌	桿菌
上気道	ブドウ球菌 α溶血性レンサ球菌 β溶血性レンサ球菌 肺炎球菌 ペプトストレプトコッカス	コリネバクテリウム アクチノマイセス	モラキセラ インフルエンザ菌 ナイセリア 髄膜炎菌	フソバクテリウム プレボテラ
上部消化管	α溶血性レンサ球菌 腸球菌 ブドウ球菌			腸内細菌科*
下部消化管	α溶血性レンサ球菌 腸球菌 *S. gallolyticus*	クロストリジウム	ベイオネラ	腸内細菌科* バクテロイデス
皮膚	ブドウ球菌 β溶血性レンサ球菌	コリネバクテリウム バチルス プロピオニバクテリウム		
病院環境	MRSA VRE	*C. difficile*	アシネトバクター	緑膿菌 セラチア

青字は偏性嫌気性菌
*大腸菌，クレブシエラ，プロテウス，エンテロバクター，シトロバクターなど
文献4，5を参考に作成．

ⓒ緑膿菌

患者背景から原因菌を考えよう（表4）

基礎疾患がない患者さんで緑膿菌が肺炎の原因菌となることは稀ですが，気管支拡張症や肺気腫など肺に基礎疾患がある場合や，挿管中など環境中の緑膿菌が気道に侵入・定着し下気道で増殖しうる患者さんでは肺炎を生じます．**問題3**では選択肢の細菌いずれも原因菌となりえますが，基礎疾患として肺気腫がある点・肺炎は院内発症である点・細長く先細りした非腸内細菌様のグラム染色所見[3]から緑膿菌が原因と考えられます．年齢，基礎疾患，感染症を発症した場所（市中か院内か），治療内容（例：挿管の有無，点滴ラインの有無，抗菌薬投与の有無）で，原因菌は変わります．**感染症の疾患名やグラム染色所見だけをみて抗菌薬を決めるのではなく，患者さんを詳細に把握して診断・治療を行う**ことが適切な感染症診療につながります．

表4　患者背景と各疾患の原因菌

疾患	患者背景	原因菌
髄膜炎	生後1カ月未満	大腸菌，*S. agalactiae*，リステリア，肺炎球菌
	生後1〜23カ月	髄膜炎菌，*S. agalactiae*，インフルエンザ菌，肺炎球菌
	2歳〜50歳	肺炎球菌，髄膜炎菌，インフルエンザ菌
	50歳以上	肺炎球菌，髄膜炎菌，インフルエンザ菌，リステリア
咽頭炎	健常人	*S. pyogenes*，フソバクテリウム
	性感染症リスク	*Chlamydia trachomatis*，淋菌
副鼻腔炎 中耳炎	健常人	肺炎球菌，インフルエンザ菌，モラキセラ
肺炎	市中	肺炎球菌，インフルエンザ菌，モラキセラ マイコプラズマ，*Chlamydophila pneumoniae*，レジオネラ
	院内	PEK，PEK以外の腸内細菌
	挿管・気管切開	緑膿菌，MRSA，アシネトバクター，*S. maltophilia*
	インフルエンザ後	黄色ブドウ球菌，肺炎球菌，β溶血性レンサ球菌
	誤嚥	α溶血性レンサ球菌，口腔内の偏性嫌気性菌
	気管支拡張・COPD	緑膿菌，モラキセラ
胆嚢炎・胆管炎	健常人	PEK，*S. anginosus* group，腸球菌，偏性嫌気性菌
腹膜炎	慢性肝疾患（SBP）	大腸菌，クレブシエラ，肺炎球菌
	消化管穿孔	α溶血性レンサ球菌，腸内細菌，偏性嫌気性菌
腎盂腎炎	健常人	PEK
	尿路通過障害	PEK，腸球菌
	ステント・カテーテル	PEK，PEK以外の腸内細菌，腸球菌，緑膿菌，MRSA
蜂窩織炎 壊死性筋膜炎	健常人	黄色ブドウ球菌，β溶血性レンサ球菌，*C. perfringens*
	慢性肝疾患	*Vibrio vulnificus*，大腸菌，クレブシエラ
	糖尿病	腸内細菌，緑膿菌，偏性嫌気性菌
	海水曝露歴	*V. vulnificus*
	淡水曝露歴	エロモナス
感染性心内膜炎	う歯・歯科処置	α溶血性レンサ球菌，HACEK
	アトピー性皮膚炎	黄色ブドウ球菌
	大腸癌	*S. gallolyticus*

SBP：spontaneous bacterial peritonitis（特発性細菌性腹膜炎）
HACEK：*Haemophilus* spp.，*Aggegatibacter actinomycetemcomitans*，*Cardiobacterium hominis*，*Eikenella corrodens*，*Kingella kingae*
文献2〜4を参考に作成．

ⓐ抗酸菌

免疫異常ごとに微生物を分類しよう（表5）

感染症の原因微生物は患者さんの免疫機能で異なります．**免疫異常には大きく分けて皮膚・粘膜バリア障害，好中球機能低下，細胞性免疫低下，液性免疫低下の4つ**があります．

1）皮膚・粘膜バリア障害

皮膚は外界からのさまざまな刺激や異物の侵入を防ぐ役割があります．例えばカテーテル留置のように皮膚バリアが障害されているとカテーテル刺入部から菌が血液内に侵入し，カテーテル関連血流感染症の発症リスクが高くなります．そのためカテーテル関連血流感染症では皮膚常在菌であるブドウ球菌属が原因菌として最多です．同様に抗癌化学療法や腸閉塞のため口腔粘膜や腸管粘膜が障害されると，口腔内や腸管内の常在菌であるα溶血性レンサ球菌や腸内細菌が血流感染症を発症します．

表5　免疫異常と原因微生物

	皮膚・粘膜バリア障害	好中球機能低下	細胞性免疫低下	液性免疫低下
疾患・病態	・カテーテル留置 ・アトピー性皮膚炎 ・熱傷 ・抗癌化学療法 ・放射線 ・腸閉塞	・量的異常(好中球減少)：抗癌化学療法，抗甲状腺薬 ・質的異常（好中球機能低下）：糖尿病，骨髄異形成症候群	・ステロイド ・免疫抑制薬 ・生物学的製剤 ・悪性リンパ腫 ・急性リンパ性白血病 ・腎不全，肝不全，糖尿病 ・HIV ・妊娠	・脾臓摘出後 ・多発性骨髄腫 ・慢性リンパ性白血病 ・HIV ・ネフローゼ症候群
微生物	一般細菌と真菌 【細菌】 黄色ブドウ球菌 表皮ブドウ球菌 α溶血性レンサ球菌 腸内細菌 腸球菌 【真菌】 カンジダ	一般細菌と真菌 【細菌】 黄色ブドウ球菌 表皮ブドウ球菌 溶血性レンサ球菌 大腸菌 クレブシエラ 緑膿菌 【真菌】 カンジダ アスペルギルス ムコール	細胞内寄生菌 【細菌】 L：リステリア L：レジオネラ M：抗酸菌 N：ノカルジア S：サルモネラ （S：黄色ブドウ球菌） 【真菌】 ニューモシスチス アスペルギルス クリプトコッカス 【ウイルス】 CMV，HSV，VZV	莢膜保有菌 【細菌】 肺炎球菌 インフルエンザ菌 髄膜炎菌
	自然免疫		獲得免疫	
	好中球・マクロファージ		T細胞	抗体（B細胞産生）・脾臓

CMV：cytomegalovirus（サイトメガロウイルス），HSV：herpes simplex virus（単純ヘルペスウイルス），VZV：varicella zoster virus（水痘・帯状疱疹ウイルス）
文献6を参考に作成．

2）好中球機能低下

好中球機能低下は**量的異常と質的異常に分類**されます．

量的異常では例えば抗癌化学療法による骨髄抑制のため好中球産生が低下した場合が該当します．特に好中球数低下に発熱を伴った状態である発熱性好中球減少症では，死亡率が高いため必ず緑膿菌を原因菌として想定しなければなりません．

好中球の質的異常では好中球遊走能や貪食能が低下した場合が該当し，原因として糖尿病などが考えられます．好中球の質的異常ではブドウ球菌属や溶血性レンサ球菌属による感染症，特に皮膚軟部組織感染症や深部膿瘍に注意が必要です．

3）細胞性免疫低下

細胞性免疫は**T細胞が関与し主に細胞内寄生菌に対する免疫能を担っています**．細胞性免疫低下で原因となる細菌は，**L：リステリア，L：レジオネラ，M：抗酸菌（*Mycobacterium*），N：ノカルジア，S：サルモネラのそれぞれの頭文字をとって「LLMNS」と覚えます**（黄色ブドウ球菌を含めて「LLMNSS」ということもありますが，黄色ブドウ球菌が原因菌となる場合はカテーテル留置など細胞性免疫低下以外の原因があることが多いです）．

問題4ではメトトレキサートとプレドニゾロン内服のため細胞性免疫が低下していますので細菌では「LLMNS」を想定します．特に**図6**のように喀痰グラム染色でグラム陽性にも陰性にも染まらず，白く透けて見える場合は**「ゴースト マイコバクテリア」**と表現され抗酸菌を疑う必要があり[7]，**図7**のような抗酸菌染色を追加してください．日本は結核中蔓延国であり，結核では2週間以上続く咳嗽，体重減少，喀血，寝汗などの症状がみられます．**問題4**の症例のように細胞性免疫低下患者で前述した症状があり，「ゴースト マイコバクテリア」が喀痰グラム染色で見えた場合は**抗酸菌のなかでも結核菌を鑑別**するようにしましょう．

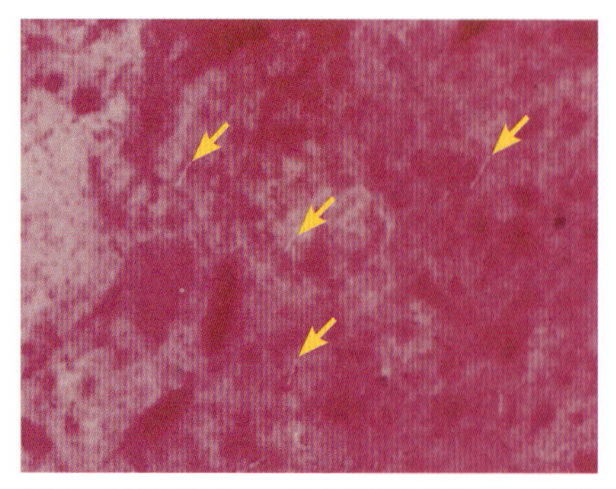

図6　抗酸菌グラム染色所見（図4の再掲）
→：ゴースト マイコバクテリア（gram ghost cell）
グラム染色で陽性にも陰性にも染まらない透明な桿菌としてみえる．ピントをずらすと浮かび上がってみえる．

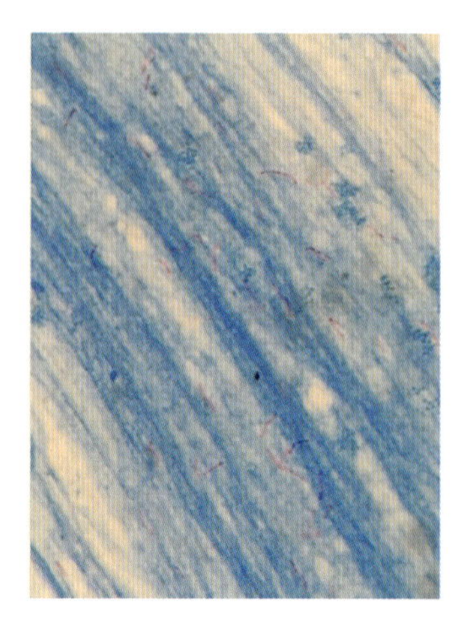

図7　抗酸菌染色（Ziehl-Neelsen染色）
抗酸菌は青色の背景に赤色の桿菌としてみえる．

4）液性免疫低下

液性免疫は**免疫グロブリンや補体が関与し，莢膜を有する微生物に対する免疫能を担っています**．莢膜保有菌は好中球の貪食から逃れますが，抗体または補体が結合することで好中球やマクロファージなどの貪食細胞に取り込まれやすくなります（オプソニン化）．そのため，液性免疫が低下すると**肺炎球菌，インフルエンザ菌，髄膜炎菌など莢膜のある菌が重症感染症を発症するリスク**が高くなります．脾摘患者など液性免疫低下患者では肺炎球菌やインフルエンザ菌，髄膜炎菌に対する**ワクチン接種が推奨**されています．

このように，一言「免疫異常」と言ってもさまざまな免疫異常のタイプがあり，それによって原因微生物も異なります．個々の患者さんの状態から起こりうる免疫異常を想定し，どのような微生物に感染するリスクがあるかを考えることが重要です．

ⓐESBL産生菌

耐性菌を理解しよう（表6）

問題5の症例は入院後48時間以降の発熱であり，院内感染と考えられます．血液培養と尿培養のグラム染色で同一菌種と思われる腸内細菌様のグラム陰性桿菌がみられ，尿路感染症に伴う菌血症が疑われます．原因菌としてはPEKなどが考えられ，院内発症であることと院内での分離状況をあわせるとESBL産生菌を想定する必要があります．ESBL産生菌はPEKなどの腸内細菌科細菌で多く検出され，基質分解範囲を拡大したβラクタマーゼによりペニシリン系抗菌薬だけでなく第3，4世代を含むセファロスポリン系抗菌薬も分解します．MRSAやVREと並び院内感染を起こす代表的な耐性菌であり，1995年以降その**報告数は年々増加**しています．今や**耐性菌は院内だけでなく市中発症の感染症でも頻繁に遭遇**するようになりました．上記耐性菌が感染症を発症すると治療できる抗菌薬は限られ，しばしば重症化します．したがって，耐性菌の出現と伝播を防ぐことが肝要となります．

表6　主な耐性菌の種類と国内での分離状況

菌名	国内における分離状況
MRSA	*S. aureus*におけるMRSA分離率は入院の60〜70％，外来では20〜30％．近年は院内感染型に比して市中感染型が増加傾向
VRE	地域差あり，散発的
ESBL産生菌	近年増加傾向．院内のみならず市中にも拡散
AmpC βラクタマーゼ産生菌	腸内細菌科の数％
KPC産生菌	数例確認のみ
MBL産生菌（NDM-1産生菌を除く）	緑膿菌のみならず，近年は腸内細菌科からも分離報告あり
NDM-1産生菌	数例確認のみ
MDRP	緑膿菌の数％程度，検出率は横ばい
MDRA	アシネトバクター属の0.2〜0.3％程度

文献8より引用．
KPC：*Klebsiella pneumoniae* Carbapenemase
MBL：metallo β-lactamase
NDM-1：New Delhi metallo β-lactamase
MDRA：多剤耐性アシネトバクター

Advanced Lecture

● 抗菌薬の適正使用

耐性菌が問題になるのは目の前の患者さんだけではありません．近年新たな耐性菌の出現に**新規抗菌薬の開発が追いつかなくなっており**[9]，耐性菌に対して対策を行わなかった場合2050年には**耐性菌による感染症での死亡者は全世界で年間1,000万人になると予測され，悪性腫瘍による死亡者数を超える**といわれています[10]．耐性菌の脅威に対して，2015年にWHO総会で薬剤耐性（AMR）に関する国際行動計画が採択されました．日本も2016年にAMR対策アクションプランを公表し，限られた抗菌薬を適正に使用するため，各医療機関では抗菌薬適正使用支援チームや抗菌薬適正使用プログラムの整備が求められています[11]．耐性菌が広がり抗菌薬が使えない時代が訪れないように，適切な感染症診療を日々心掛けていきましょう．

引用文献

1）山本 剛：グラム染色を用いた感染症診療支援について．日本臨床微生物学雑誌，25：265-276，2015
2）「レジデントのための感染症診療マニュアル 第3版」（青木 眞/著），医学書院，2015
3）「マップでわかる抗菌薬ポケットブック グラム染色による整理」（藤田浩二/著），南江堂，2010
4）「Manual of Clinical Microbiology, 10th ed」（Versalovic J, et al, eds），ASM Press, 2011
5）「戸田新細菌学 第33版」（吉田眞一，他/編），南山堂，2010
6）「Principles and Practice of Cancer Infectious Diseases」（Safdar A, eds），Humana Press, 2011
7）Hadano Y：Gram-ghost cells. BMJ Case Rep, 2013
8）高山陽子：耐性菌検査の感染対策への応用．モダンメディア，63：84-88，2017
9）Allegranzi B, et al：Burden of endemic health-care-associated infection in developing countries：systematic review and meta-analysis. Lancet, 377：228-241, 2011
10）O''Neill J：Antimicrobial Resistance：Tackling a crisis for the health and wealth of nations. 2014

11）門田淳一，二木芳人：抗菌薬の適正使用に向けた8学会提言「抗菌薬適正使用支援（Antimicrobial Stewardship：AS）プログラム推進のために」―提言発表の背景と目的―．日本化学療法学会雑誌，64：379-385，2016

Column

● 名称が変わった細菌

細菌命名のルールは国際原核生物命名規約に定められています．近年，新しい遺伝子検査法・研究法の導入にともない，細菌の分類の再編に伴う名称変更が多数報告されています．

そのなかの1つとして，今回登場する *Clostridium difficile* → *Clostridioides difficile* があります．ここでは代表的なものをあげてみようと思います（表）[1]．しかし，これらの変更をアップデートしていくのは正直なところ至難の業です．*Enterobacter aerogenes* が *Klebsiella aerogenes* になるなんて，筆者はなかなか覚えられません．〈羽田野義郎〉

表　最近名称が変更された主な細菌

旧	新	変更年
Clostridium difficile	*Clostridioides difficile*	2016
Propionibacterium acnes	*Cutibacterium acnes*	2016
Enterobacter aerogenes	*Klebsiella aerogenes*	2017

文献1より．

引用文献

1）感染症学雑誌 ONLINE JOURNAL. 病原体名の変更に関する学会としての対応について：http://journal.kansensho.or.jp/kansensho/rename181112.pdf

2

問題1 問題2 問題3 問題4 問題5

【抗菌薬の基礎知識①】ペニシリン系・セフェム系

石原あやか，石岡春彦

はじめに

ここでは，臨床現場で最も頻用される，ペニシリン系・セフェム系抗菌薬について解説をします．

問題1

60歳男性．糖尿病で近医通院中．1カ月前から持続する発熱，悪寒戦慄を主訴に来院した．随伴症状はなく，身体所見では，眼瞼結膜の点状出血，心尖部を最強点とする収縮期雑音，爪下出血がみられた．口腔内の衛生状態は不良であり，複数のう歯を認めた．血液培養では3/3セットから緑色レンサ球菌である *Streptococcus mitis* が同定され，ペニシリンの感受性はS（MIC≦0.12 μg/mL）と判定された．

Q 抗菌薬の第一選択薬はどれか？

ⓐレボフロキサシン　ⓑペニシリンG
ⓒセファゾリン　ⓓタゾバクタム・ピペラシリン

MIC：最小発育阻止濃度

問題2

80歳男性．前立腺肥大症の既往あり．肺小細胞癌に対する化学療法のため入院中．入院7日目に39.0℃の発熱，悪寒戦慄，食欲不振が出現した．左CVA叩打痛陽性，尿中白血球100/HPFと上昇しており，造影CTでは明らかな尿路の閉塞起点はなかった．左腎盂腎炎の診断でセフェピム1回2g 12時間ごとの点滴が開始となった．ところが，治療開始3日後も解熱が得られず，初診時の尿培養，血液培養からは*Enterococcus faecalis*が同定された（ペニシリンとバンコマイシンの感受性はSであった）．

Q どの抗菌薬に変更するか？ すべて選べ．

ⓐセフトリアキソン　ⓑレボフロキサシン
ⓒアンピシリン　ⓓバンコマイシン

問題3

50歳女性．基礎疾患なし．歩行中に乗用車にはねられ受傷し，救急搬送された．外傷性脳挫傷・硬膜下出血に対して開頭血腫除去術を施行され，初療時より気管内挿管・人工呼吸器管理を継続中．受傷10日目に38.5℃の発熱，黄色痰の増加，胸部X線検査で右下肺に新たな浸潤影が出現したことから，VAPの診断となった．喀痰のグラム染色（Geckler分類：Grade 4）では，グラム陰性桿菌が多数みられている．

Q empiric therapyとして開始するのに妥当な抗菌薬はどれか？ すべて選べ．

ⓐタゾバクタム・ピペラシリン　ⓑアンピシリン・スルバクタム
ⓒセフェピム　ⓓセフトリアキソン

VAP：ventilation associated pneumonia（人工呼吸器関連肺炎）

問題4

30歳女性．基礎疾患なし．自宅で飼っている猫に右母指を咬まれて受傷し，2日後に救急外来を受診した．全身状態およびバイタルサインは安定しており，右母指屈側に2カ所の咬傷および周囲の発赤・腫脹・疼痛を認めた．猫咬傷に伴う皮膚軟部組織感染症として内服抗菌薬での外来加療を行う方針とした．

Q どの内服抗菌薬を選択するか？ すべて選べ．

ⓐセフカペン
ⓑクラブラン酸・アモキシシリン
ⓒセファレキシン
ⓓアモキシシリン

問題5

60歳男性．高血圧症に対して内服加療中．2日前からの嘔気嘔吐，38℃の発熱を主訴に受診した．意識清明で重篤感はない．血圧 140/60 mmHg，脈拍 100回/分，呼吸数 18回/分．眼球結膜に黄染あり，肝胆道系酵素が上昇しており（総ビリルビン 3 mg/dL），腎機能障害や凝固障害の合併はなかった．造影CT検査では総胆管の拡張および総胆管結石を認めた．急性胆管炎の診断で，緊急で内視鏡下の胆道ドレナージを行うと同時に抗菌薬投与を開始する方針となった．
（※自施設での大腸菌へのアンピシリン・スルバクタムの感受性率は90％であった）

Q empiric therapyとして開始するのに不適当な抗菌薬はどれか？

ⓐセフメタゾール
ⓑセフトリアキソン＋メトロニダゾール
ⓒアンピシリン・スルバクタム
ⓓバンコマイシン

ペニシリン系・セフェム系抗菌薬の特徴と分類

解答をみていく前に，ペニシリン系・セフェム系抗菌薬の概要を説明します．

ペニシリン系・セフェム系抗菌薬はβラクタム系抗菌薬に分類されます．すべてのβラクタム系抗菌薬に共通の機序として，**βラクタム環が細菌の細胞壁合成酵素であるペニシリン結合タンパク（PBP）に結合**することで，細菌は新しい細胞壁をつくることができなくなります．

ペニシリン系抗菌薬は，主にブドウ球菌もしくはグラム陰性桿菌に対する活性を獲得するために開発が進みました．**① 天然ペニシリン，② アミノペニシリン，③ 抗黄色ブドウ球菌ペニシリン，④ 抗緑膿菌ペニシリン，⑤ βラクタマーゼ阻害薬入りペニシリン**という分類を意識することが重要であり，各分類のおおまかなスペクトラムを整理しておきましょう（**表1**）．

セフェム系抗菌薬は開発された順番で第1～第4世代に分けられますが，世代によるスペクトラム分類は誤解につながる場合があります．したがって，頻用するセフェム系抗菌薬に絞ったスペクトラムの理解をお勧めします（**表2**）．

表1 ペニシリン系抗菌薬のスペクトラム

	天然ペニシリン	アミノペニシリン	抗黄色ブドウ球菌ペニシリン	抗緑膿菌ペニシリン	βラクタマーゼ阻害薬入りペニシリン	
抗菌薬	ベンジルペニシリン（静注）	アンピシリン（静注） アモキシシリン（経口）	ナフシリン（静注） ※国内未承認	ピペラシリン（静注）	アンピシリン・スルバクタム（静注） クラブラン酸・アモキシシリン（経口）	タゾバクタム・ピペラシリン（静注） ※抗緑膿菌ペニシリンでもある
グラム陽性球菌	レンサ球菌，腸球菌		MSSA	レンサ球菌，腸球菌		
	肺炎球菌（PSSP）				MSSA（血流感染には用いない）	MSSA（血流感染には用いない）
グラム陽性桿菌	リステリア，破傷風菌，*Clostridium perfringens*			リステリア，破傷風菌，*Clostridium perfringens*		
グラム陰性球菌	髄膜炎菌			モラキセラ		
グラム陰性桿菌				腸内細菌（大腸菌，プロテウス，クレブシエラ など）		
				緑膿菌	インフルエンザ桿菌	インフルエンザ桿菌，緑膿菌
嫌気性菌（横隔膜上）	口腔内嫌気性菌			口腔内嫌気性菌		
嫌気性菌（横隔膜下）					プレボテラの一部，バクテロイデス	
非定型細菌	梅毒，レプトスピラ					
緑膿菌	×	×	×	○	×	○
髄液移行性	○	○	○	○	データなし	データなし

文献1を参考に作成．ここでは適応となる代表的な微生物のみ記載している．**ESBL産生菌など耐性菌については考慮していない．**
ペニシリン系抗菌薬はグラム陽性菌→グラム陰性菌へ活性をもつよう開発が進んだ．βラクタマーゼ阻害薬入りペニシリンはβラクタマーゼ産生株であるMSSA，βラクタマーゼ産生グラム陰性菌，嫌気性菌（プレボテラの一部，バクテロイデス）のカバーができる．
PSSP：ペニシリン感受性肺炎球菌
MSSA：メチシリン感受性黄色ブドウ球菌

表2　セフェム系抗菌薬のスペクトラム

<table>
<tr><th></th><th>第1世代</th><th colspan="2">第2世代</th><th colspan="2">第3世代</th><th>第4世代</th></tr>
<tr><th>抗菌薬</th><th>セファゾリン（静注）
セファレキシン（経口）</th><th>セフォチアム（静注）</th><th>セフメタゾール（静注）</th><th>セフトリアキソン（静注）</th><th>セフタジジム（静注）</th><th>セフェピム（静注）</th></tr>
<tr><td>グラム陽性球菌</td><td>MSSA，レンサ球菌</td><td colspan="3">MSSA（※血流感染には用いない），レンサ球菌</td><td></td><td>MSSA，レンサ球菌</td></tr>
<tr><td>グラム陽性桿菌</td><td></td><td></td><td></td><td></td><td></td><td></td></tr>
<tr><td>グラム陰性球菌</td><td></td><td colspan="2">モラキセラ</td><td>淋菌，モラキセラ</td><td colspan="2">モラキセラ</td></tr>
<tr><td>グラム陰性桿菌</td><td>腸内細菌（大腸菌，クレブシエラ）</td><td colspan="3">腸内細菌（大腸菌，クレブシエラ，プロテウスなど），インフルエンザ桿菌</td><td colspan="2">緑膿菌，腸内細菌（大腸菌，クレブシエラ，プロテウスなど），インフルエンザ桿菌</td></tr>
<tr><td>嫌気性菌（横隔膜上）</td><td></td><td colspan="5">口腔内嫌気性菌</td></tr>
<tr><td>嫌気性菌（横隔膜下）</td><td></td><td></td><td>バクテロイデス</td><td></td><td></td><td></td></tr>
<tr><td>非定型細菌</td><td></td><td></td><td></td><td></td><td></td><td></td></tr>
<tr><td>緑膿菌</td><td>×</td><td>×</td><td>×</td><td>×</td><td>○</td><td>○</td></tr>
<tr><td>髄液移行性</td><td>×</td><td>×</td><td>×</td><td>○</td><td>○</td><td>○</td></tr>
</table>

文献1を参考に作成．ここでは適応となる代表的な微生物のみ記載している．ESBL産生菌など耐性菌については考慮していない．おおまかには世代が新しくなるにつれてグラム陰性菌のカバーが改善，グラム陽性菌のカバーが低下していく．第4世代は第1世代と第3世代の長所を併せもつ．また日本で頻用されるセフェム系に第3世代セファロスポリンの経口薬（セフカペン，セフジニルなど）があるが，bioavailability（投与した抗菌薬が血中に移行する割合）がきわめて低く，有用でないため，ここでは記載していない．

実際の臨床では，患者背景と感染臓器を意識した原因微生物の推定を行ったうえで，このスペクトラムの知識を使って，empiric therapy（経験的治療）を決定していくことになります．なお，通常は感受性がある微生物でも，各施設の抗菌薬の使用状況により耐性化率が高くなっていることがあるため，自施設のアンチバイオグラムを確認し，耐性化率の高い抗菌薬と微生物の組み合わせについては把握しておく必要があります（例：大腸菌に対するアンピシリン・スルバクタムなど）．

ⓑペニシリンG

緑色レンサ球菌による感染性心内膜炎

1）ペニシリンGが第一選択薬となるシチュエーション

問題1の症例は緑色レンサ球菌の1つである*S. mitis*を起因菌とする感染性心内膜炎でした．ペニシリンに感受性の良好な緑色レンサ球菌（MIC≦0.12 μg/mL）であれば，最

表3 CLSIによる肺炎球菌に対するペニシリンの感受性のブレイクポイント（単位：μg/mL）

	S（感受性）	I（中間）	R（耐性）
髄膜炎，静注注射ペニシリン使用の場合	≦0.06	−	≧0.12
非髄膜炎，静注注射ペニシリン使用の場合	≦2	4	≧8
経口ペニシリン使用の場合	≦0.06	0.12〜1	≧2

文献3より．
CLSI：臨床・検査標準協会

も治療実績があり，AHA（米国心臓協会）ガイドラインで推奨されている第一選択薬はペニシリンG（ベンジルペニシリン）となります．なお，MIC＞0.12 μg/mLの場合はゲンタマイシンの併用が推奨されています[2)]．選択肢ⓓのタゾバクタム・ピペラシリンについては，緑膿菌を含めたグラム陰性桿菌まで広域にカバーしており，緑色レンサ球菌の最適治療としては望ましくないと考えます．

ペニシリンGは国内で唯一使用可能な天然ペニシリンです．**感受性のあるレンサ球菌（肺炎球菌，腸球菌を含む），髄膜炎菌，梅毒，レプトスピラなどの第一選択薬**となります．ただし，肺炎球菌と緑色レンサ球菌についてはペニシリン耐性の問題がありますので，ペニシリンGを投与する前には必ずMIC値を確認することを心がけましょう〔MICについてはコラム「MICの注意点・MICを考慮すべき状況は？」(p.134) も参照〕．なお，肺炎球菌については髄膜炎の場合と，肺炎など髄膜炎以外の場合とで，感受性試験のブレイクポイントが異なることに注意してください（**表3**）．

2）ペニシリンG投与時の留意点

ペニシリンGは腎機能が正常であれば400万単位を4時間ごとに静注しますが，煩雑となってしまいます．したがって実臨床では，持続静注という投与方法も許容されます（例：800万単位を生食500 mLに溶解して8時間ごとに補充）．ただし，ペニシリンGには1.53 mEq/100万単位のKが入っており，末梢点滴から投与する場合には**投与濃度 40 mEq/L，投与速度 20 mEq/時を超えないようにすること**と，**静脈炎**に注意する必要があります．その他ペニシリン系に共通する副作用として，**ペニシリンアレルギー（特にⅠ型）**については病歴聴取での確認が重要であり，**血球減少（特に好中球減少），腎毒性（間質性腎炎など）**にも留意が必要です[4)]．

問題2 解答 ⓒアンピシリン

腸球菌による腎盂腎炎

1）腸球菌はどのような菌か

腸球菌（*Enterococcus*）はグラム陽性のレンサ球菌であり，名前の通り，主に腸管内に常在しています．重症患者や免疫抑制患者において尿路感染症，血流感染症などの院内感染症を起こしうる菌として重要です．**腸球菌はセフェム系抗菌薬が原則無効**であるという重要な特徴があり，それにもかかわらず広域抗菌薬が投与され問題となることがあります．

2）腸球菌をカバーできる抗菌薬

腸球菌の主な菌種として，*E. faecalis*と*E. faecium*があります．臨床上で検出される腸球菌のほとんどは*E. faecalis*で，通常，ペニシリン系抗菌薬とバンコマイシンへの感受性は良好であり，**第一選択薬はアンピシリン**となります．一方，***E. faecium*はアンピシリン耐性が進んでおり，バンコマイシンが有効**であることが多いですが，米国を中心にバンコマイシン耐性腸球菌（VRE）も問題になってきています．

問題3 解答 ⓐタゾバクタム・ピペラシリン，ⓒセフェピム

人工呼吸器関連肺炎

1）入院中の発熱で意識すべきこと

一般に入院後48時間以降に起こった感染症を医療関連感染といい，発熱の原因として意識する必要があります．医療関連感染で頻度が高いものとして，**中心静脈カテーテル関連感染，尿路カテーテル感染，医療関連肺炎/人工呼吸器関連肺炎（VAP），手術部位感染，*Clostridioides difficile*感染**があげられます[5]．また非感染性のものでは，**肺塞栓症，深部静脈血栓症，偽痛風**なども意識して検索する必要があります．**問題3**の症例のようなVAPでは，***Escherichia coli*，クレブシエラなどの腸内細菌，黄色ブドウ球菌（*Staphylococcus aureus*）**が起因菌となるほか，**医療関連感染で問題になるグラム陰性桿菌＝“SPACE”（S：セラチア，P：緑膿菌，A：アシネトバクター，C：シトロバクター，E：エンテロバクター）**を想定することが重要です．

2）抗緑膿菌活性がある抗菌薬

SPACEのなかでも特に重要なのは**緑膿菌**（*Pseudomonas aeruginosa*）であり，医療関連感染の初期治療薬としては緑膿菌に効果のある抗菌薬を選択する場面が多くなります．抗緑膿菌活性をもつ抗菌薬は，ペニシリン系では**ピペラシリン**と**タゾバクタム・ピペラシリン**のみ，セフェム系では**セフタジジム**，**セフェピム**となります．**メロペネム**などのカルバペネム系抗菌薬も緑膿菌に有効ですが，薬剤耐性（AMR）対策の観点からはアレルギー歴がある場合や，ESBL産生菌の関与を想定する場合など，上記の抗菌薬が使えない状況でのみ使用を考慮するのが望ましいでしょう．

ⓑクラブラン酸・アモキシシリン

猫咬傷

1）犬・猫咬傷の原因となりうる微生物

犬・猫咬傷による皮膚軟部組織感染症では，**黄色ブドウ球菌などヒトの皮膚常在菌**とともに，**動物の口腔内常在菌**を意識する必要があります．具体的には，**パスツレラ属**（*Pasteurella* spp.），**カプノサイトファーガ**（*Capnocytophaga canimorsus*），**嫌気性菌**（**バクテロイデス，フソバクテリウムなど**）が原因微生物となる割合が多く[6]，これらに感受性のある内服抗菌薬としては**クラブラン酸・アモキシシリン**の投与が望ましいといえます．特にカプノサイトファーガは，**無脾症/脾臓摘出術後などの液性免疫不全やアルコール多飲がある場合に，致死的な敗血症に至る**ことから注意が必要です．なお，外傷による創部感染や市中発症の蜂窩織炎に対して処方されることの多い**セファレキシンに関しては，パスツレラ属，カプノサイトファーガは通常耐性**であるため，犬・猫咬傷では用いないようにしましょう．

2）破傷風予防

日本国内における犬・猫咬傷では，狂犬病の感染は1956年以降の報告はありません（輸入例ではありうるため，**海外での動物咬傷では狂犬病予防を行う**必要があります）．しかし，**破傷風の予防は常に考慮する**必要があり，**創部の汚染度と破傷風トキソイドワクチン接種歴を確認**し，**破傷風トキソイドワクチン**と**抗破傷風ヒト免疫グロブリンの適応を判断**することが必須です[7]．なお，日本では**1968年（昭和43年）以前**に生まれた人は破傷風トキソイドワクチンの定期接種化前であり，3回接種は受けていない可能性がきわめて高くなります．

ⓓバンコマイシン

市中発症の急性胆管炎

1）急性胆管炎のマネジメント

急性胆管炎に対する治療は，患者背景および重症度を意識した方針決定が重要であり，Tokyo Guidelines 2018（TG18）[8] を参考にすることができます．**問題5**の症例は，免疫不全と関連する基礎疾患や医療曝露歴のない，市中発症の軽症（Grade1）の急性胆管炎と判断されます．血液培養採取のうえで**適切な抗菌薬投与**と**迅速なドレナージ**を検討することが重要となります．

2）胆道感染症のempiric therapy

市中発症の急性胆管炎・胆嚢炎での原因微生物としては，まずは**大腸菌（*E. coli*）やクレブシエラ属（*Klebsiella* spp.）を代表とする腸内細菌**，および**嫌気性菌（バクテロイデスなど）**を意識します．なお，**市中発症でも重症の場合や，免疫不全と関連する基礎疾患がある場合，医療関連感染の場合**には，前述のSPACEとともに**腸球菌（特に*E. faecium*）を意識**した抗菌薬を考慮します（抗緑膿菌作用薬＋バンコマイシンなど）．

問題5の症例では，**セフメタゾール，セフトリアキソン＋メトロニダゾール，アンピシリン・スルバクタム**はいずれも一般的には市中発症で問題となる前述の微生物をカバーできる選択肢となります．ただし，これらの抗菌薬でも腸内細菌に対する感受性が低くなっているものはないか，**自施設のアンチバイオグラムを確認しておくことは重要**であり，過去の細菌検査分離歴があればそれも参考とします（TG18では施設での感受性率が80％を下回る場合には，empiric therapyとしてのアンピシリン・スルバクタムの投与は推奨されていません）．さらに，**ドレナージが十分にできたかの評価，抗菌薬開始後の臨床経過の推移を追う**こともきわめて重要であり，状況に応じてempiric therapyに用いる抗菌薬の変更を行うこともあります．

引用文献

1）「サンフォード 感染症治療ガイド2018 第48版」（Gilbert DN，他/編，菊池 賢，橋本正良/日本語版監訳），ライフサイエンス出版，2018

2）Baddour LM, et al：Infective Endocarditis in Adults：Diagnosis, Antimicrobial Therapy, and Management of Complications：A Scientific Statement for Healthcare Professionals From the American Heart Association. Circulation, 132：1435-1486, 2015
↑AHAによる感染性心内膜炎のガイドラインです．

3）Clinical and Laboratory Standards Institute：M100 Performance Standards for Antimicrobial Susceptibility Testing, 27th ed. 2017

4）「Mandell, Douglas, and Bennett's Principles and Practice of Infectious Diseases」（Bennett JE, et al, eds), Saunders, 2014
↑感染症を詳しく学ぶ際には必携の成書となります．

5）Magill SS, et al：Multistate point-prevalence survey of health care-associated infections. N Engl J Med, 370：1198-1208, 2014
↑米国における医療関連感染の疫学調査の報告です．

6）Baddour LM：Soft tissue infections due to dog and cat bites. UpToDate, 2018
↑犬・猫咬傷のマネジメントの総説がまとめられています．

7）Center for Disease Control and Prevention. Tetanus For Clinicians：
https://www.cdc.gov/tetanus/clinicians.html
↑米国疾病予防管理センター（CDC）のウェブサイトです．破傷風トキソイドワクチンと免疫グロブリン接種の適応について記載があります．

8）Japanese Society of Hepato-Biliary-Pancreatic Surgery. Tokyo Guidelines 2018 (TG18)：
http://www.jshbps.jp/modules/en/index.php?content_id=47
↑急性胆管炎・胆嚢炎のガイドラインで，ウェブサイトから無料で閲覧できます． スマートフォン用のアプリもあります．

3

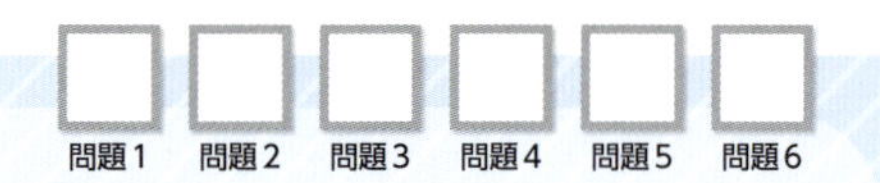

【抗菌薬の基礎知識②】
カルバペネム系・抗MRSA薬

藤田浩二

はじめに

戦後，先進国における主な死因が感染症から非感染性疾患へと変化するなか，**新たな抗微生物薬の開発は減少しています**．さらに，1980年代以降，人に対する抗微生物薬の不適切な使用等を背景として，病院内を中心に新たな薬剤**耐性菌が増加しています．現在の状況が続けば，2050年には耐性菌によって亡くなる人が，世界で年間1,000万人に達し，癌で年間に亡くなる患者数を超えるといわれています**．わが国でも，2016年より厚生労働省主導で，薬剤耐性（AMR）対策アクションプランが動き出しています[1]．耐性菌をつくらない最も有効な手段は，抗菌薬を使わないことです．抗菌薬を使えばどんなに上手く使っても必ず耐性菌は少なからず生まれます．しかし，一切抗菌薬を使用しないというのは現実的ではないため，臨床現場にいる私たち医師がまずめざすことは，とにかく上手に抗菌薬を使うことです．特に，抗MRSA（メチシリン耐性黄色ブドウ球菌）薬と，広域抗菌薬の代表であるカルバペネム系抗菌薬（以下カルバペネム）の使い方を身につけることはきわめて重要なことだと思いますので，この稿でご紹介します．

問題1

Q カルバペネムとは簡単に言うとどんな薬剤か？

ⓐグラム陽性菌治療薬　ⓑグラム陰性桿菌治療薬
ⓒ抗MRSA薬　ⓓ解熱薬

問題2

Q なぜカルバペネムを控えるべきなのだろうか？

ⓐかなり広域スペクトラムだから　ⓑ値段が高いから
ⓒ抗菌薬のなかで特に耐性菌が出やすいから　ⓓ感染症内科に怒られるから

問題3

Q カルバペネムの効かない微生物はどれか？

ⓐMRSA
ⓑESBL産生*Escherichia coli*
ⓒAmpC過剰産生*Enterobacter cloacae*
ⓓMSSA

問題4

Q メロペネムを使用しにくい場面や注意すべき副作用はあるか？

ⓐメロペネムの抗菌スペクトラムは万能なので使用できない場面などない
ⓑメロペネムにはアレルギーも含めて，副作用は一切ない
ⓒバンコマイシンとの併用で治療効果が落ちる
ⓓバルプロ酸（抗てんかん薬）との併用でてんかん発作を起こすことがある

問題5

Q 代表的な抗MRSA薬を投与する場合の注意点はどれか？

ⓐまずはバンコマイシンの使い方をしっかりおさえる

ⓑダプトマイシンは肺炎には使えない

ⓒリネゾリドは血流感染の治療成績はほかの抗MRSA薬より劣る

ⓓⓐ〜ⓒ全部

問題6

Q 【Advanced問題】
新しい抗MRSA薬であるテジゾリドの保険適応病名はどれか？

ⓐMRSA肺炎

ⓑMRSA血流感染症

ⓒMRSAによる感染性心内膜炎

ⓓMRSAによる皮膚軟部組織感染症

ⓑグラム陰性桿菌治療薬

カルバペネムの使いどころ

簡単に言うとカルバペネムはグラム陰性桿菌のカバーを最も得意とする薬剤で，特に図に示すようにESBL産生腸内細菌やAmpC過剰産生腸内細菌による“重症”感染症に対して用いる薬剤です（重症でなければESBL産生腸内細菌ならセフメタゾールを，AmpC過剰産生腸内細菌ならセフェピムを用いて治療します）．これらの想定がない場合，可能な限り使用しない努力をするべき薬剤です．また，抗緑膿菌活性のある薬剤なので緑膿菌感染症治療にも用いられがちですが，緑膿菌に対して用いることのできる薬剤はほかにもあるため，よほどでない限り積極的にカルバペネムを用いる理由はありません．カルバペネムを使用する前に，院内でよく遭遇するグラム陰性桿菌にどのようなものがあり，どのように菌が移り変わるのかおさえておきましょう（図参照）．

別に大切に使用しなくても，永久にカルバペネムは最強だと思っている方がいるかもしれませんが，すでにCRE（カルバペネム耐性腸内細菌科細菌），MDRP（多剤耐性緑膿菌），MDRA（多剤耐性アシネトバクター）などの耐性菌が世界的に問題となっています．カルバペネムは普段温存してこそ，いざというときに最強の武器になりうるということを意識しましょう．

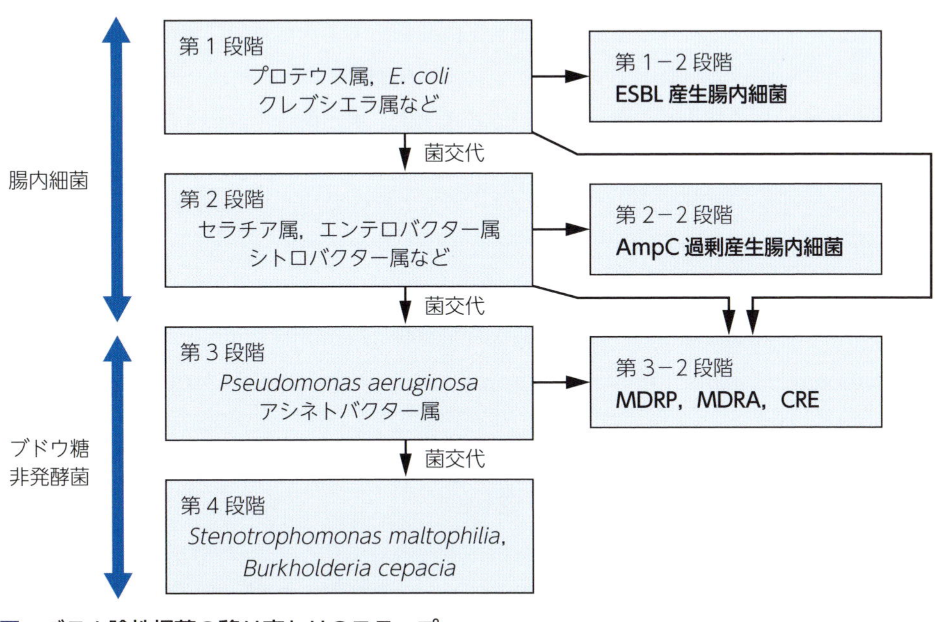

図　グラム陰性桿菌の移り変わりのステップ

ⓐかなり広域スペクトラムだから

カルバペネムを控えるべき理由

カルバペネムはかなり広域スペクトラムの薬剤で，事実上，細菌ほぼ皆殺しの刑です．カルバペネムは重症例に用いられることの多い薬剤ですが，**重症感染症でも膿瘍などの混合感染を除けば問題となる起炎菌は基本的には1菌種です**．つまりその1菌種を相手にするには，カルバペネムは結果的に過剰な抗菌スペクトラムとなりがちです．治療上どの菌を明確に想定するのかがとても重要になります．過剰に使えば必ず上述のようにCRE，MDRP，MDRAなどの耐性菌が出てきます．詳しくは次の**問題3**でも説明します．

ⓐMRSA

カルバペネムを上手に使おう

1）カルバペネムでカバーできない菌

カルバペネムはグラム陰性桿菌を強くカバーする薬剤とまず認識し，次に，そのなかでもESBL産生腸内細菌やAmpC過剰産生腸内細菌による重症感染症に使うために普段温存するように心がけたい薬剤です．図に示すグラム陰性桿菌で言えば，第3—2段階と第4段階以外のすべての微生物を殺すことができますが，耐性菌を生み出す原因になりますので無駄な殺微生物行為は慎みましょう．

カバーできない代表的な菌名をあげると，グラム陰性桿菌なら*Stenotrophomonas maltophilia*，MDRP，MDRA，CREがあげられます．グラム陽性球菌ならMRSA，腸球菌（一部抗菌活性を示すものもありますが基本的には使用しません）があげられます．その他のカルバペネム無効な微生物は非定型肺炎の起炎菌（*Legionella pneumoniphila*，*Mycoplasma pneumoniae*，*Chlamydia pneumoniae*），リケッチア，*Clostridioides difficile*などがあげられます．

2）タゾバクタム・ピペラシリンとの違い

タゾバクタム・ピペラシリンとカルバペネムのスペクトラムの違いが問われることが多いのですが，**事実上ほぼ一緒と認識することが重要です．つまりタゾバクタム・ピペラシ**

リンもかなり広域スペクトラムであるということです．スペクトラムの違いの覚え方としては，カルバペネムから，ESBL産生腸内細菌やAmpC過剰産生腸内細菌へのスペクトラムを差し引いたものがタゾバクタム・ピペラシリンであるという概略をまずおさえるとよいと思います．ただし，実際はESBL産生腸内細菌に対してはタゾバクタム・ピペラシリンも有効であるとの報告[2)]があり臨床の現場においてもしばしば有効な症例を経験します．一方，血流感染例に使用すると死亡率が上昇するという報告[3)]もありますので，個々の症例ごとに注意が必要です．現時点ではESBL産生腸内細菌によるすべての感染症例でカルバペネムほどの高い保証はないという認識はやはり必要です．

3）どのカルバペネムがよいか

どのカルバペネムがよいか（1種類ならどれがよいか）？という質問もよく出ます．基本的に現在日本で使用されているカルバペネム（イミペネム，ドリペネム，メロペネムなど）は特に抗菌スペクトラムに大きな違いはありません[4)]．臨床試験の多さからはメロペネム，イミペネム，次いでドリペネムの3剤が選択肢となりますが，中枢神経系の副作用（痙攣）はややイミペネムで多いとされています[4)]．どれか1つ選ぶ際にはメロペネム，ドリペネムのなかから選ぶことになると思いますが，個人的な意見としてはメロペネム1剤でよいのではないかと思っています．しかし，ノカルジア，*Mycobacterium abscessus*など一部の微生物に対しては歴史的にイミペネムが用いられてきた背景がありますので，個々の症例ごとにきちんと資料を調べて対応することが必要でしょう．

ちなみに，よく誤解されるものとして，ペネム系抗菌薬のファロペネムというものがあります．薬剤名が『○○ペネム』なのでカルバペネム系と勘違いしそうですが，これは，ペニシリンとセファロスポリンのハイブリッド骨格をもつ抗菌薬で，カルバペネムとは異なるので一緒にしないように注意してください．

ⓓ バルプロ酸（抗てんかん薬）との併用でてんかん発作を起こすことがある

メロペネムを使用しにくい場面

まずほかの薬剤との相互作用で注意すべき点は，バルプロ酸（抗てんかん薬）と併用すると，バルプロ酸の血中濃度が低下し，てんかん発作が再発することがあるということです．詳細な作用機序は不明とされていますが知っておくべき相互作用であり，添付文書上では併用禁忌となっています．また，メロペネム単独使用時でも痙攣，意識障害等の中枢神経症状が出ることがあります．特に腎障害や中枢神経障害のある患者に起こりやすいと

表1　メロペネムの副作用

副作用	発生率（%）
下痢	2.3〜5.9
皮疹	成人1.4〜1.9 小児1.6〜2.4
吐き気・嘔吐	1.2〜3.9
点滴ライン刺入部発赤・腫脹	0.9〜2.4
頭痛	0.4〜2.8
静脈炎	0.8〜1.1
掻痒感	0.3〜1.2
腹痛	0.1
痙攣	0.07
その他	0.0〜0.1

文献5より引用．

されています．

また，メロペネムもβラクタム系抗菌薬の1つですから，セファロスポリン系抗菌薬やペニシリン系抗菌薬のアレルギーがある患者には注意が必要です．報告されている副作用は，一番多い症状としては下痢があげられ，検査値異常としては肝障害があげられます（**表1**）．

ⓓⓐ〜ⓒ全部

ⓓMRSAによる皮膚軟部組織感染症

抗MRSA薬の使い方

1）抗MRSA薬の種類

まず，代表的な抗MRSA薬としては，グリコペプチド系のバンコマイシンとテイコプラニン（タゴシッド®），オキサゾリジノン系のリネゾリド（ザイボックス®）とテジゾリド（シベクトロ®），リポペプチド系のダプトマイシン（キュビシン®）をおさえておけばよいでしょう．

Advanced Lecture

● テジゾリド：新薬の吟味は慎重に

ここからはAdvanceな内容です．

上記での“代表的な抗MRSA薬”のうち，テジゾリドは2018年8月に発売されたオキサゾリジノン系の新薬で，リネゾリドより消化器症状や血球減少の副作用が少ないとはされています．また，投与回数も1日1回なので点滴製剤の場合，水分負荷は少なくすむメリットはありそうです．しかしながら，まだリネゾリドに比べて臨床データが少ない薬剤なので今後慎重な吟味が必要だと思います．また，発売開始時点での保険適応病名としては『MRSAによる深在性皮膚感染症，慢性膿皮症，外傷・熱傷及び手術創等の二次感染，びらん・潰瘍の二次感染』となっており，まだ**制限があります**．今後臨床データが蓄積され，消化器症状や血球減少などの副作用が少ないことに加えて，対象とする適応病名が拡大された場合にはリネゾリドにとって代わる薬剤となるかもしれません．**いずれにせよ，非専門医であれば臨床データが蓄積するまでは第1選択とはならない薬剤です．**

2）抗MRSA薬使用時のコンセプト

抗MRSA薬を使用する状況は，① MRSA感染症治療，② βラクタムアレルギー時のグラム陽性菌治療，③ 抗MRSA薬が必要なMRSA以外のグラム陽性菌感染症治療です．

また，私たちが抗MRSA薬を使うにあたり大切な基本コンセプトは次の3つです．

① まずは感染臓器を問わずバンコマイシンをしっかり使いこなす努力をしましょう
② バンコマイシンが使用しにくい状況での肺炎治療ならリネゾリドを選択します
③ バンコマイシンが使用しにくい状況で血流感染があればダプトマイシンを選択します

基本はこの3つです．テイコプラニンは普段は第1選択にはなりにくい薬剤ですが，一部の腸球菌（バンコマイシン耐性，アンピシリン耐性，テイコプラニン感受性）に対して使えます．代表的な抗MRSA薬の使用時のポイントを**表2**にまとめます．

3）まずはバンコマイシンをおさえる

上述のようにバンコマイシンの使い方をきっちり身につける（投与量と投与時間など）必要があります．バンコマイシンはMRSA感染症治療時や，重症感染症治療時には目標トラフを15～20 μg/mLに設定し投与設計を行います．治療開始時にはすみやかに有効血中濃度にしたいので，ローディングを行うことが多く，その場合，初回は25～30 mg/kgのバンコマイシンを投与し，以後15 mg/kgで腎機能に応じた投与間隔で投与します（透析時は異なります）．臨床現場では血行動態が複雑なケースが多いので，薬剤部と相談し，目標トラフがきちんと達成でき，かつ安全な投与計画を立てたうえで治療を行うことをお勧めします．

また，バンコマイシン（テイコプラニンも）は，滴下速度が速いと肥満細胞からヒスタミンを遊離させてしまうことでred neck syndrome（血管拡張による皮膚の発赤，血圧低

表2　代表的な抗MRSA薬の特徴

	グリコペプチド系		オキサゾリジノン系		リポペプチド系
薬剤名	バンコマイシン (VCM)	テイコプラニン (TEIC)	リネゾリド (LZD)	テジゾリド (TZD)	ダプトマイシン (DAP)
使用できないケース	特にないが，腎機能の悪化には注意が必要	バンコマイシンよりリスクは少ないものの，腎機能の悪化には注意が必要．また，中枢移行性はバンコマイシンより劣る	血流感染時の治療成績はバンコマイシン，ダプトマイシンより劣るので，血流感染時の優先度は落ちる	現時点（2019年1月現在）で保険適応となっているのは皮膚軟部組織のMRSA感染のみ	肺のサーファクタントで失活するので肺炎治療には使用できない．また中枢神経感染症に関するデータが少ないので使用しにくい
主な使用例	ほぼすべてのケースでまず使用できるかどうか検討する．特に髄膜炎，感染性心内膜炎，血流感染ではエビデンスが強い	第1選択にはならない．バンコマイシン耐性，アンピシリン耐性腸球菌に対して使用可能	バンコマイシンが使用できないケースの肺炎治療に適応．また腎排泄ではないため用量調節不要である	基本的にはリネゾリドと同じ使い方に今後なっていくと思われるが，現時点での保険適応は皮膚軟部組織のMRSA感染のみ	バンコマイシンが使用できないケースでの血流感染（肺炎非合併例）や感染性心内膜炎に適応
TDM	MRSA感染や重症感染症例では目標トラフを15～20 μg/mLに設定した治療を行う	目標トラフは15～30 μg/mL，重症例では20 μg/mL以上	不要		不要
主な副作用	腎障害，第8脳神経障害，red neck syndrome	腎障害，第8脳神経障害，red neck syndrome	骨髄抑制による血球減少，ときに消化器症状		横紋筋融解症・CK上昇，好酸球性肺炎

TDM：therapeutic drug monitoring（治療薬物モニタリング）

下，皮膚掻痒感など）を引き起こしますので，7.5～15 mg/分（450 mg～900 mg/時）を超えない速度で投与することが推奨されています[6]．1,000 mgを1時間かけて投与している施設も多いことと思いますが，1 gを超える場合は2時間かけて投与，あるいは500 mgあたり30分延長という投与方法が参考になると思います．個人的にはバンコマイシン100 mgあたり10分かけて（つまり1,000 mgを100分かけて）投与しています．

4）その他の抗MRSA薬はどうする？

上述した抗MRSA薬以外に，アミノグリコシド系のアルベカシン（ハベカシン®）もあります．しかしながら，ほかの薬剤に比べると臨床データが不足しており，上記すべての薬剤が使用できないときに使用を考慮する薬剤という位置づけです．また感受性が判明している場合にはST合剤などほかの有効な選択肢もあります．そのため本薬剤の優先順位が高くなることはありません．

引用文献

1）厚生労働省：薬剤耐性（AMR）対策について．
http://www.mhlw.go.jp/stf/seisakunitsuite/bunya/0000120172.html
↑「はじめに」の部分で触れた内容ですが，現在耐性菌対策を国家レベルで取り組んでいます．どういう時代背景になっているのか，一度目を通してみてください．

2）Rodríguez-Baño J, et al：β-Lactam/β-lactam inhibitor combinations for the treatment of bacteremia due to extended-spectrum β-lactamase-producing *Escherichia coli*：a post hoc analysis of prospective cohorts. Clin Infect Dis, 54：167-174, 2012

3）Tamma PD, et al：Carbapenem therapy is associated with improved survival compared with piperacillin-tazobactam for patients with extended-spectrum β-lactamase bacteremia. Clin Infect Dis, 60：1319-1325, 2015

4）「Mandell, Douglas, and Bennett's Principles and Practice of Infectious Diseases」（Bennett JE, et al, eds），p296, Saunders, 2014
↑日々の感染症全般において，手の空いたときにじっくりと成書に立ち返ると毎回大きな発見が何歳になってもあるものです．余裕のある人は感染症領域の成書である本書をぜひ一度は手にとってみてください．

5）「Kucers' The Use of Antibiotics：A Clinical Review of Antibacterial, Antifungal, Antiparasitic, and Antiviral Drugs, Seventh Edition」（Grayson ML, et al, eds.），p710, CRC Press, 2017

6）Healy DP, et al：Vancomycin-induced histamine release and "red man syndrome"：comparison of 1-and 2-hour infusions. Antimicrob Agents Chemother, 34：550-554, 1990

4

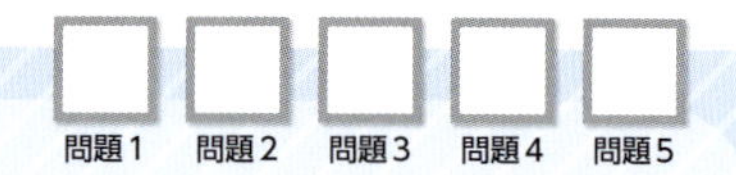

【抗菌薬の基礎知識③】

その他の重要な抗菌薬（内服抗菌薬を中心に）

石井隆弘

問題1 60歳代男性．来院3日前から発熱，悪寒戦慄，排尿時痛，残尿感が出現し当院を受診した．既往歴：2型糖尿病．来院時意識清明，体温38.5℃，血圧130/75 mmHg，脈拍100回/分，呼吸数20回/分，SpO_2 99％（room air）．身体所見では直腸診で前立腺に圧痛を認め，尿のグラム染色で多核白血球と中型サイズのグラム陰性桿菌を多数認めた．急性細菌性前立腺炎と診断し，セフトリアキソンを開始した．後日，血液，尿培養からすべての抗菌薬に感受性のある大腸菌が検出された．全身状態は落ち着いており，内服抗菌薬へ変更して退院としたい．

Q この患者の治療として適切な内服抗菌薬はどれか？ 2つ選べ．

ⓐセフポドキシム　ⓑセフジニル　ⓒシプロフロキサシン　ⓓST合剤

問題2

特に基礎疾患のない20歳代女性．来院2日前から発熱，右季肋部痛が出現し当院を受診した．来院時意識清明，体温37.1℃，血圧109/52 mmHg，脈拍87回/分，呼吸数18回/分，SpO_2 100％（room air）．身体所見では右季肋部と下腹部に圧痛，Murphy徴候を認めた．妊娠反応陰性を確認して腹部造影CTを施行し，肝表面の造影効果を認めた．骨盤内炎症性疾患，肝周囲炎と診断した．帰宅希望が強く，セフトリアキソン静注と内服抗菌薬で外来治療の方針とした．

Q この患者の治療として適切な内服抗菌薬はどれか？ 2つ選べ．

ⓐセフポドキシム　ⓑセフジニル　ⓒアジスロマイシン　ⓓメトロニダゾール

問題3

転移性肝腫瘍に対して肝部分切除術を施行した60歳代男性．術後3日目に創周囲の発赤と圧痛を認め，創開放と洗浄で経過観察されていた．術後7日目に38.1℃の発熱を認め，腹部造影CTで右腹壁筋間と肝切離面に液体貯留を認めた．ドレナージを施行し，膿のグラム染色で多核白血球とブドウ状のグラム陽性球菌を多数認めた．手術部位感染症と診断し，バンコマイシン静注を開始した．膿の培養結果はMRSA（感受性結果は表1）で，血液培養は陰性であった．ドレナージ後の経過は良好であり，バンコマイシン静注を3週間継続し，内服抗菌薬へ変更した後1週間で治療終了の方針とした．

表1 MRSAに対する薬剤感受性結果

	判定
バンコマイシン	S
クリンダマイシン	R（Dテスト陽性）
ミノサイクリン	I
ST合剤	S

Q この患者の治療として適切な内服抗菌薬はどれか？ 1つ選べ．

ⓐバンコマイシン　ⓑクリンダマイシン　ⓒミノサイクリン　ⓓST合剤

問題4

特に基礎疾患のない70歳代女性．来院4日前から全身倦怠感と発熱が出現し，来院当日に体幹部から四肢に広がる発疹が出現したため受診した．来院時意識清明，体温38.8℃，血圧101/65 mmHg，脈拍90回/分，呼吸数20回/分，SpO_2 98％（room air）．身体所見では体幹部と四肢に径5～10 mmの掻痒感を伴わない辺縁不整な紅斑を認め，右鼠径部に弾性軟の圧痛を伴うリンパ節を触知した．また，右大腿部外側に中心部に痂皮を伴う径10 mmの発疹を認めた．病歴聴取から，来院2週間前の11月初旬に山で連日作業をしていたことが判明した．リケッチア症を疑い，抗菌薬を開始したい．

Q この患者の治療として適切な内服抗菌薬はどれか？ 1つ選べ．

ⓐアモキシシリン　ⓑクラブラン酸・アモキシシリン
ⓒセファレキシン　ⓓミノサイクリン

問題5

2016年4月に策定された「薬剤耐性（AMR）対策アクションプラン」では，抗菌薬削減の具体的な数値目標が掲げられた（表2）．

表2　人口千人あたりの1日抗菌薬使用量

指標	2020年目標（対2013年比）
全体	33％減
内服抗菌薬 セファロスポリン系 マクロライド系 フルオロキノロン系	［　　　］減
静注抗菌薬	20％減

文献1より作成．

Q 空欄にあてはまる正しい数値はどれか？ 1つ選べ．

ⓐ 10％　ⓑ20％　ⓒ30％　ⓓ50％

問題1 解答 ⓒシプロフロキサシン，ⓓST合剤

キノロン系抗菌薬の特徴

キノロン系薬は，抗菌スペクトラムが広域であり，患者の忍容性（副作用への許容度）も高いという特徴をもっています．また，内服薬はbioavailability（生物学的利用率）が高いため，特に外来診療などで濫用されやすく，近年キノロン耐性菌の蔓延が問題になっています．例えば，大腸菌に対するキノロン系薬の耐性率は約40％であり[2)]，感受性が担保されていない状況下での使用には注意が必要です．

1）抗菌スペクトラムと適応疾患（表3）

国内には多数のキノロン系薬が存在しますが，そのなかでも覚えるべきものは限られます．特に**シプロフロキサシン**，**レボフロキサシン**，**モキシフロキサシン**の使い分けを理解しておきましょう．ポイント（特にスペクトラムの違い）を以下に示します．

キノロン系薬使用のポイント
- 主に緑膿菌を含めたグラム陰性桿菌に対する治療に使用（抗緑膿菌活性はシプロフロキサシンが最も高い）
- シプロフロキサシンはレンサ球菌（特に肺炎球菌）に対する抗菌活性が低い（一方，レボフロキサシンとモキシフロキサシンは抗菌活性を有する）
- モキシフロキサシンは*Bacteroides fragilis*を含む嫌気性菌に対する抗菌活性をある程度有する
- モキシフロキサシンは尿路移行が悪いため，**尿路感染症の治療には使用しない**
- キノロン系薬は，**結核菌に対する抗菌活性を有する**（二次抗結核薬として使用）

2）感染臓器への移行性を考える

キノロン系薬の特徴の1つとして，**前立腺移行が良好**であることがあげられます．ほかに前立腺移行が良好な抗菌薬としてST合剤を覚えておきましょう（よって**問題1**の正解はⓒ，ⓓ．ちなみにⓐセフポドキシム，ⓑセフジニルの第3世代セファロスポリンは，移行性の問題だけでなく，bioavailabilityが低いため不正解です）．

3）結核は必ず除外する

問題1とは別の症例ですが，基礎疾患のない60歳代男性が，来院10日前からの咳と2日前からの発熱を主訴に受診しました．胸部X線で左下肺野に浸潤影（**図**），喀痰グラム染色では多数の多核白血球のみで菌体は認めず，初期治療として開始したセフトリアキソン

表3　キノロン系抗菌薬の特徴

一般名 (略語)	シプロフロキサシン (CPFX)	レボフロキサシン (LVFX)	モキシフロキサシン (MFLX)
代表的な商品名	シプロキサン®	クラビット®	アベロックス®
bioavailability	70％	99％	90％
標準的な用法・用量	1回500〜750 mg，1日2回	1回500〜750 mg，1日1回	1回400 mg，1日1回
日本の保険適用量 (薬剤添付文書より抜粋)	1回100〜200 mg，1日2〜3回 (炭疽：1回400 mg，1日2回)	1回500 mg，1日1回	1回400 mg，1日1回
静注薬	あり	あり	なし
抗菌スペクトラム	GNR＋マイコプラズマ，クラミドフィラ，レジオネラ	GNR＋GPC＋マイコプラズマ，クラミドフィラ，レジオネラ	GNR＋GPC＋嫌気性菌＋マイコプラズマ，クラミドフィラ，レジオネラ
適応疾患	・緑膿菌感染症 ・細菌性前立腺炎・膿瘍 ・非定型肺炎（レジオネラ肺炎） ・旅行者下痢症（赤痢菌，サルモネラ菌） ・多剤耐性結核，非結核性抗酸菌症 ・βラクタム系抗菌薬アレルギー時の代替薬		
主な副作用	・消化器症状（悪心，嘔吐，腹痛，下痢）　※最多 ・中枢神経症状（頭痛，めまい感，不眠，鬱，いらつき，せん妄） ・腱炎，腱断裂（特にアキレス腱） ・光線過敏症 ・血糖異常 ・妊婦，授乳婦は禁忌		
主な相互作用	・Al，Ca，Fe，Mg，Znとキレートを形成しbioavailabilityが低下する ※制酸薬，下剤との併用に注意 ・シクロスポリン，ワルファリン，テオフィリンなどの血中濃度を上昇させる ・NSAIDs併用で痙攣の閾値が低下し，痙攣誘発を助長する可能性がある ・QT延長症候群　※抗不整脈薬などとの併用に注意		

文献3，4を参考に作成．
GNR：グラム陰性桿菌，GPC：グラム陽性球菌．

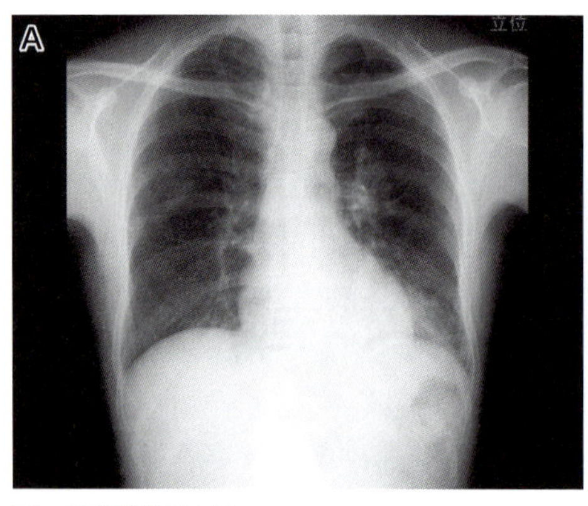

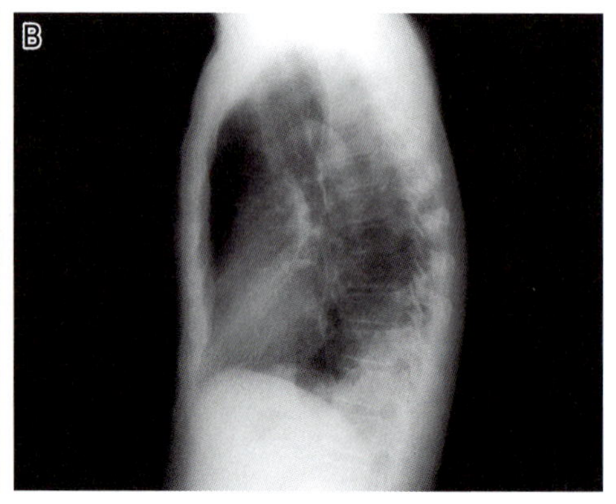

図　胸部単純X線
“肺炎”に対してキノロン系薬を選択する際は必ず結核を除外しよう！

に反応が乏しいという理由でレボフロキサシンが開始されようとしていました．

そこでちょっと待て！ です．**キノロン系薬を選択する際は（特に肺炎であれば），たとえ“下肺野の浸潤影”であったとしても，必ず結核の除外が必要です**[5]．結核菌にも**効いてしまう**キノロン系薬の安易な処方は，**診断の遅れ**[6]だけでなく，**キノロン耐性結核菌の出現**にもつながります．この症例は，喀痰抗酸菌塗抹2＋，結核菌PCR陽性で肺結核でした．

キノロン系薬は「広域」抗菌薬です．選択する場面は非常に限られており，安易に処方すべきではない抗菌薬の１つです．また金属（Al，Ca，Fe，Mg，Zn）とキレートを形成しbioavailabilityが低下するため，制酸薬，下剤との併用には注意が必要です．同時に使用する場合は前後2時間空けて内服するように調整しましょう．

ⓒアジスロマイシン，ⓓメトロニダゾール

マクロライド系抗菌薬の特徴

マクロライド系薬もキノロン系薬と同様に外来診療で処方されることが多い抗菌薬です．マクロライド系薬は「市中肺炎に対する抗菌薬」というイメージが強いかもしれませんが，近年マクロライド耐性菌の蔓延が問題になっています．例えば，肺炎球菌に対するエリスロマイシンの耐性率は約85％であり[2]，またマイコプラズマのマクロライド耐性も増加していることから，安易な処方は避けるべきです．

1）抗菌スペクトラムと適応疾患（表4）

特に**エリスロマイシン，クラリスロマイシン，アジスロマイシン**の使い分けを理解しておきましょう．ただしエリスロマイシンは，クラリスロマイシンとアジスロマイシンに比べて半減期が短く，内服薬の消化管吸収も劣るため，実際の臨床現場で使用される機会は少ないです．

マクロライド系薬使用のポイント

- **グラム陽性球菌の治療には原則使用しない**〔MSSA（メチシリン感受性黄色ブドウ球菌），レンサ球菌に対するエリスロマイシンの耐性率は約25％[2]〕
- アジスロマイシンはレジオネラ肺炎治療の選択肢（特に，**結核が否定できずキノロン系薬を避けたい場合**に使用）
- エリスロマイシンはびまん性汎細気管支炎に対する第1選択薬
- 副作用と相互作用は，エリスロマイシン＞クラリスロマイシン＞アジスロマイシンの順に強い（妊婦への安全性はエリスロマイシンが最も高い）

表4　マクロライド系抗菌薬の特徴

一般名（略語）	クラリスロマイシン（CAM）	アジスロマイシン（AZM）
代表的な商品名	クラリス®	ジスロマック®
bioavailability	50％	35％
標準的な用法・用量	1回500 mg，1日2回	1回500 mg，1日1回
日本の保険適用量（薬剤添付文書より抜粋）	1回200 mg，1日2回	1回500 mg，1日1回
静注薬	なし	あり
適応疾患 ※（　）内は第1選択	・非定型肺炎：マイコプラズマ，クラミドフィラ，レジオネラ（AZM） ・百日咳：*Bordetella pertussis* ・非結核性抗酸菌症：MAC，*Mycobacterium fortuitum*などの迅速発育菌（CAM） ・性感染症：*Chlamydia trachomatis*（AZM） ・*Helicobacter pylori*の一次除菌療法（CAM）　※AZMは保険適用がない ・細菌性腸炎：*Campylobacter jejuni*（AZM） ・猫ひっかき病：*Bartonella henselae*（AZM） ・軟性下疳：*Haemophilus ducreyi*（AZM） ・βラクタム系抗菌薬アレルギー時の代替薬　※感受性があれば使用	
主な副作用	・消化器症状（悪心，嘔吐，下痢）　※エリスロマイシン（EM）に比べてCAM，AZMでは稀 ・QT延長 ・妊婦への安全性は，EM>AZM>CAMの順に高い	
主な相互作用	・相互作用は，EM>CAM>AZMの順に強い ・シクロスポリン，ワルファリン，テオフィリンなどの血中濃度を上昇させる	

MAC：*Mycobacterium avium* complex
文献3，4を参考に作成．

2）アジスロマイシンは性感染症治療の選択肢

アジスロマイシンは*Chlamydia trachomatis*などによる性感染症〔尿道炎や子宮頸管炎，骨盤内炎症性疾患（pelvic inflammatory disease：PID）など〕の治療に使用します．PIDの原因微生物は，① クラミジア，② 淋菌，③ 腸内細菌，④ 嫌気性菌です．治療は，これらの複数菌感染であることを想定し，すべてをカバーする抗菌薬を選択します．**問題2**の症例ではセフトリアキソン静注で淋菌と腸内細菌のカバーをしているため，内服抗菌薬としてはクラミジアのカバー目的にアジスロマイシンを，嫌気性菌のカバー目的にメトロニダゾールを選択します．よって，ⓒとⓓが正解です（症例は，膣分泌物のクラミジアPCRが陽性でした）．

ⓓST合剤

ST合剤の特徴

ST合剤は，スルファメトキサゾール（sulfamethoxazole）とトリメトプリム（trimethoprim）の合剤です．広域抗菌薬の1つですが，副作用や耐性化の問題のため，βラクタム系薬を差し置いて第1選択になりうる状況は決して多くはありません．しかしながら，特殊な微生物による感染症や，特徴を生かした状況ではST合剤の“出番”です．ST合剤を使用するポイントを押さえ，感染症診療の幅を広げましょう．

1）抗菌スペクトラムと適応疾患（表5）

ST合剤のポイントを以下に示します．

ST合剤使用のポイント

- ST合剤が第1選択薬となる特殊な原因微生物として，まずは*Stenotrophomonas maltophilia*，*Pneumocystis jirovecii*，**ノカルジア**を押さえる（ノカルジアは菌種により感染部位や薬剤感受性が異なるため，可能な限り検体を採取し菌種の同定を行う[7]）
- MRSAによる皮膚軟部組織感染症や骨髄炎治療の選択肢
- 大腸菌に対するST合剤の感受性率が低い施設では，尿路感染症に対するempiric therapyとしての使用を避ける
- 腸球菌，緑膿菌，嫌気性菌（*Bacteroides fragilis*）には無効
- 前立腺（→**問題1**）だけでなく，骨や髄液移行性も良好
- bioavailabilityが98％と高い[3]

2）MRSA感染症に対する内服抗菌薬の選択肢

まず，**問題3**の選択肢ⓐは不正解です．内服抗菌薬を選択するうえで大切な項目の1つにbioavailabilityがありますが，バンコマイシン内服薬のbioavailabilityは0％であり[3]，**腸管から全く吸収されない**からです．この特徴（腸管から吸収されない＝腸管内の薬剤濃度が保たれる）を生かし，バンコマイシン内服薬は重症の*Clostridioides difficile*感染症治療の選択肢になります[8]．

MRSA感染症に対する内服抗菌薬は，感受性があれば，① ST合剤，② ミノサイクリン，③ クリンダマイシン，④ キノロン系薬が選択肢になりえます[9]．特に骨髄炎など長期治療を要する感染症の場合に用いますが，感染性心内膜炎や脳膿瘍などの場合は静注薬での治療完遂が必要です[10]．

問題3の症例は，MRSAの腹腔内感染症であり，臨床経過により内服抗菌薬への変更を

表5　ST合剤の特徴

一般名（略語）	スルファメトキサゾール・トリメトプリム（ST）
代表的な商品名	バクタ®
bioavailability	98%
標準的な用法・用量	1回2 g，1日2回 （ニューモシスチス肺炎の場合，治療：トリメトプリム量で1回5 mg/kg　1日3回 予防：1回1 g　1日1回，または1回2 g　週3日）
日本の保険適用量（薬剤添付文書より抜粋）	1回2 g，1日2回 （ニューモシスチス肺炎の場合，治療：1日量9～12 gを3～4回に分割 予防：1日1回1～2 gを連日または週3日）
静注薬	あり
適応疾患	・*Stenotrophomonas maltophilia*，*Burkholderia cepacia*感染症（菌血症，肺炎） ・ニューモシスチス肺炎　※治療と予防に使用 ・ノカルジア感染症（肺炎，脳膿瘍） ・MRSA感染症　※保険適用がない ・非結核性抗酸菌症：*Mycobacterium marinum* ・βラクタム系薬アレルギー時の代替薬
主な副作用	・消化器症状（悪心，嘔吐，下痢） ・皮疹 ・中枢神経症状（頭痛，鬱，無菌性髄膜炎・脳炎） ・電解質異常（高K血症，低Na血症） ・血清クレアチニンの軽度上昇 ・血球減少 ・妊婦，授乳婦は禁忌
主な相互作用	・ワルファリン，メトトレキサート，スルホニル尿素系血糖降下薬，フェニトイン，ジゴキシン，リファンピシンなどの血中濃度を上昇させる ・インドメタシン，サリチル酸，プロベネシドの併用で血中濃度が低下

文献3，4を参考に作成．

行います[9]．治療期間は，感染源のコントロールが十分になされた状態で，① 発熱などの臨床症状の消失，② 白血球数の正常化，③ 消化管機能の正常化，を確認できれば4～7日が推奨されます[11]．ただし，ドレナージ不良域が存在する場合は長期になることも多く，具体的には膿瘍に準じて最低4週間継続することもあります[12]．正解はⓓのST合剤になります．

3）*Stenotrophomonas maltophilia*によるCRBSI

問題3とは別の症例ですが，膵頭部癌，多発転移でCVポートを留置された40歳代女性が，胆管炎の診断で入院しタゾバクタム・ピペラシリンが開始されました．バイタルサインが安定していたなか，第14病日に発熱と悪寒戦慄が出現し，翌日血液培養2セット中，好気ボトル2本からグラム陰性桿菌が検出されました．感染源を検索した結果，CVポート関連血流感染症が第一に考えられ，タゾバクタム・ピペラシリンをメロペネムに変更する方針となりました．

そこでちょっと待て！ です．抗菌薬はメロペネムだけでよいでしょうか？ ポイントは，① 広域抗菌薬であるタゾバクタム・ピペラシリン投与中のグラム陰性桿菌菌血症，② 血

表6　ブドウ糖非発酵菌に対するメロペネムとST合剤の効果

代表的なブドウ糖非発酵菌	メロペネム	ST合剤
Pseudomonas aeruginosa	○	×
Acinetobacter baumannii	○	×
Stenotrophomonas maltophilia	×	○
Burkholderia cepacia	○	○
Chryseobacterium meningosepticum	×	○
Achromobacter xylosoxidans	○	○

○は有効，×は無効
文献13，14を参考に作成．

液培養で好気ボトルのみが陽性，の2点です．この場合，原因微生物として偏性好気性菌である“**ブドウ糖非発酵菌**”の可能性も考える必要があります（**表6**）．主治医グループには，**ST合剤の併用**を推奨しました．後日，血液培養から*Stenotrophomonas maltophilia*が検出され，CVポートもすみやかに抜去いただきました．

適切な抗菌薬選択には，① 感染臓器，② 患者背景，③ 原因微生物を詰めておく必要があります．そして，メロペネムは決して万能薬ではありません〔「**【抗菌薬の基礎知識②】カルバペネム系・抗MRSA薬**」（pp.32～41）もご参照ください〕．この症例は，まさにST合剤の“出番”であったといえます．

ⓓミノサイクリン

テトラサイクリン系抗菌薬の特徴

テトラサイクリン系薬も広域抗菌薬の1つですが，ST合剤と同様にβラクタム系薬が使用できる状況では，あえて選択する必要はありません．“有効”であることと“適応”であることは必ずしも一致しません．

1）抗菌スペクトラムと適応疾患（表7）

ドキシサイクリンと**ミノサイクリン**の使い分けを理解しておきましょう．ポイントを以下に示します．

表7　テトラサイクリン系抗菌薬の特徴

一般名 (略語)	ドキシサイクリン (DOXY)	ミノサイクリン (MINO)
代表的な商品名	ビブラマイシン®	ミノマイシン®
bioavailability	93%	95%
標準的な用法・用量	1回100 mg，1日2回	1回100 mg，1日2回
日本の保険適用量 (薬剤添付文書より抜粋)	1日目200 mg，1～2回分割， 2日目より1日1回100 mg	初回100～200 mg， 以後12あるいは24時間ごとに100 mg
静注薬	なし	あり
適応疾患	・リケッチア症 ・ライム病 ・回帰熱 ・ブルセラ症 ・猫ひっかき病：*Bartonella henselae* ・性感染症：*Chlamydia trachomatis* ・非定型肺炎：マイコプラズマ，クラミドフィラ ・MRSA感染症 ・壊死性筋膜炎：*Vibrio vulnificus* ・非結核性抗酸菌症：*Mycobacterium marinum* ・βラクタム系薬アレルギー時の代替薬　※感受性があれば使用	
主な副作用	・光線過敏症 ・歯牙色素沈着（8歳以下の小児，妊婦・授乳婦に使用しない） ・消化器症状（悪心，嘔吐），食道潰瘍（DOXY） ・前庭神経障害によるめまい（MINO） ・静脈炎（MINO）	
主な相互作用	・Al，Ca，Fe，Mgとキレートを形成しbioavailabilityが低下する　※制酸薬，下剤との併用に注意 ・リファンピシン，抗痙攣薬（バルビタール，カルバマゼピン，フェニトイン）の併用で血中濃度が低下 ・ワルファリン，スルホニル尿素系血糖降下薬などの血中濃度を上昇させる	

文献3，4を参考に作成．

テトラサイクリン系薬使用のポイント

- **人獣共通感染症**の第1選択薬（最大の特徴）
- *Chlamydia trachomatis*による性感染症治療の選択肢（**問題2**はアジスロマイシンの代わりにドキシサイクリンも可）
- 非定型肺炎治療の選択肢（マクロライド耐性マイコプラズマ肺炎に使用）
- MRSAによる皮膚軟部組織感染症治療の選択肢

2）テトラサイクリン系薬はリケッチア症の第1選択薬

日本国内でみられるリケッチア症には，ツツガムシ病（病原体：*Orientia tsutsugamushi*，媒介動物：ツツガムシ）と日本紅斑熱（病原体：*Rickettsia japonica*，媒介動物：マダニ）があります．ツツガムシ病は，北海道を除く全国でみられ，沖縄では2008年にはじめて患者が報告されて以来，2017年までに26例が報告されています[15]．一方，日本紅斑熱は西日本を中心に多くみられます[16]．いずれも，発熱，発疹，刺し口を3徴とし，確定診断には血清抗体価，血清または刺し口痂皮のPCRが用いられます．**βラクタム系薬は無効**であり，**テトラサイクリン系薬が第1選択**となります（**問題4**の正解は**ⓓ**）．ちなみに，ツツガムシ病の第2選択薬はアジスロマイシン，日本紅斑熱の第2選択薬はニューキノロン系薬であり，重症度の高い日本紅斑熱の場合は，テトラサイクリン系薬にニューキノロン系薬（シプロフロキサシン）の併用を勧めている専門家もいます[17]．

ⓓ50％

「念のため処方」をやめることからはじめよう

2016年4月に策定された「薬剤耐性（AMR）対策アクションプラン」では，**問題5**中の**表2**のような成果指標（抗菌薬削減の具体的な数値目標）が掲げられました[1]．現在使用されている抗菌薬の大半を占めるのは静注抗菌薬ではなく内服抗菌薬であり，そのうち約80％を第3世代セファロスポリン系，マクロライド系，フルオロキノロン系抗菌薬が占めています[18]．マクロライド系，フルオロキノロン系抗菌薬には本来の"活躍の場"があるわけですが，実際（特に外来で）は，これらの抗菌薬が不必要なはずの急性上気道炎に処方されているという実情があります．Higashiらの報告では，上気道炎患者の60％に内服抗菌薬が処方されており，そのうちマクロライド系が27％，フルオロキノロン系抗菌薬が16％を占めていました[19]．成果指標達成のためには，まずは上気道炎に対する内服抗菌薬の「念のため処方」をやめることからはじめることが重要です〔**「抗菌薬の要否の判断」**（pp.77～90）もご参照ください〕．

引用文献

1）国際的に脅威となる感染症対策関係閣僚会議：薬剤耐性（AMR）対策アクションプラン 2016-2020．2016
http://www.mhlw.go.jp/file/06-Seisakujouhou-10900000-Kenkoukyoku/0000120769.pdf

2）厚生労働省 院内感染対策サーベイランス事業：検査部門JANIS（一般向け）期報・年報．
https://janis.mhlw.go.jp/report/kensa.html

3）「Antibiotic Essentials, 15th ed.」（Cunha CB & Cunha BA），Jaypee Brothers Medical Publishers, 2017

4）「レジデントのための感染症診療マニュアル 第3版」（青木 眞/著），医学書院，2015

5）Lin CH, et al：Unilateral lower lung field opacities on chest radiography：a comparison of the clinical manifestations of tuberculosis and pneumonia. Eur J Radiol, 81：e426-e430, 2012

6）Wang JY, et al：Empirical treatment with a fluoroquinolone delays the treatment for tuberculosis and is associated with a poor prognosis in endemic areas. Thorax, 61：903-908, 2006

7）Uhde KB, et al：Antimicrobial-resistant nocardia isolates, United States, 1995-2004. Clin Infect Dis, 51：1445-1448, 2010

8）Zar FA, et al：A comparison of vancomycin and metronidazole for the treatment of *Clostridium difficile*-associated diarrhea, stratified by disease severity. Clin Infect Dis, 45：302-307, 2007

9）MRSA感染症の治療ガイドライン作成委員会：MRSA感染症の治療ガイドライン－2017年改訂版．感染症学雑誌，91：273-375，2017

10）Nottingham University Hospitals：Guideline for the intravenous to oral switch of antibiotic therapy. 2008

11）Solomkin JS, et al：Diagnosis and management of complicated intra-abdominal infection in adults and children：guidelines by the Surgical Infection Society and the Infectious Diseases Society of America. Clin Infect Dis, 50：133-164, 2010

12）Bamberger DM：Outcome of medical treatment of bacterial abscesses without therapeutic drainage：review of cases reported in the literature. Clin Infect Dis, 23：592-603, 1996

13）「Mandell, Douglas, and Bennett's Principles and Practice of Infectious Diseases, 8th Edition」（Bennett J, et al），Saunders, 2014

14）「The Sanford Guide to Antimicrobial Therapy 2017」（Gilbert DN, et al, eds），Antimicrobial Therapy, 2017

15）沖縄県：つつが虫病について（宮古保健所）．2018
https://www.pref.okinawa.jp/site/hoken/hoken-miyako/kenko/infectiousdiseases/orientia_tsutsugamushi.html

16）国立感染症研究所：ツツガムシ病とは．2002
https://www.niid.go.jp/niid/ja/kansennohanashi/436-tsutsugamushi.html

17）Mahara F：Rickettsioses in Japan and the far East. Ann N Y Acad Sci, 1078：60-73, 2006

18）Muraki Y, et al：Japanese antimicrobial consumption surveillance：First report on oral and parenteral antimicrobial consumption in Japan（2009-2013）．J Glob Antimicrob Resist, 7：19-23, 2016

19）Higashi T & Fukuhara S：Antibiotic prescriptions for upper respiratory tract infection in Japan. Intern Med, 48：1369-1375, 2009

参考文献・もっと学びたい人のために

1）「抗菌薬の考え方，使い方 ver.4」（岩田健太郎，宮入 烈／著），中外医学社，2018

5

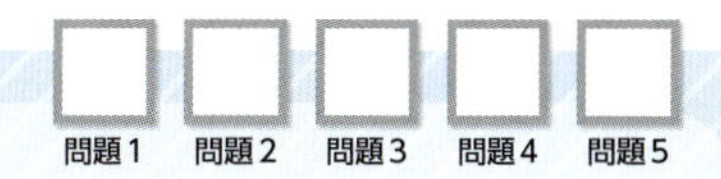

【抗菌薬の基礎知識④】

その他の重要な抗菌薬（嫌気性菌，抗真菌薬）

細川貴弘，鈴木　純

はじめに

ここでは，嫌気性菌や真菌をカバーできる抗菌薬，抗真菌薬について解説していきます．

嫌気性菌はまず「横隔膜の上」と「横隔膜の下」で分けて考えることが重要です．また嫌気性菌の関与する感染症には特徴があり，その特徴を理解したうえで抗菌薬を選択する必要があります．

抗真菌薬に関しては，特に研修医の皆さんはまだ馴染みがないかもしれませんが，最低限これだけは！ という知識を紹介していきます．

問題1

Q 次のうちで「横隔膜より下」の代表的な嫌気性菌は？

ⓐペプトストレプトコッカス属　ⓑバクテロイデス属
ⓒフソバクテリウム属　ⓓプレボテラ属

問題2

Q 次のうちでバクテロイデス属に対しての耐性化が問題となっている抗菌薬は？

ⓐメトロニダゾール　ⓑメロペネム
ⓒタゾバクタム・ピペラシリン　ⓓクリンダマイシン

問題3

Q 次のうちでメトロニダゾールの代表的な副作用ではないものは？

ⓐ痙攣　ⓑ嫌酒薬様作用　ⓒ悪心　ⓓ腎障害

問題4

Q 次のうちでアムホテリシンBリポソーム製剤の副作用でないものは？

ⓐ腎障害　ⓑ高カリウム血症　ⓒ発熱　ⓓ低マグネシウム血症

問題5

Q 次のうちでミカファンギンの移行性の悪い臓器は？

ⓐ肝臓　ⓑ肺　ⓒ消化管　ⓓ眼球

問題1 解答 ⓑバクテロイデス属

嫌気性菌の分類・特徴

1）実践的な嫌気性菌の分類（表1）

横隔膜の上の嫌気性菌の大半を占めるペプトストレプトコッカス属はβラクタマーゼを産生せず，ペニシリンGやアンピシリン，クリンダマイシンで効果が望めるため抗菌薬選択において大きな問題となることはありません．**横隔膜の下の嫌気性菌の代表格であるバクテロイデス属はβラクタマーゼを100％産生する「嫌気性菌の王様」的な存在**で，抗菌薬選択の際にも注意を要します．またプレボテラ属やフソバクテリウム属も近年ではβラクタマーゼ産生株が増加してきています．

臨床現場で「嫌気性菌」といった場合，通常は「偏性嫌気性菌」のことをさします．「偏性嫌気性菌」とは好気性環境下では発育できない細菌のことです．大腸菌や黄色ブドウ球菌は好気性環境下でも発育し「通性嫌気性菌」に分類されますが，臨床現場で嫌気性菌と呼ぶことはありません〔「【診断のためのアプローチ②】POCT，血液培養，CRPとプロカルシトニン」表4（p.110）も参照〕．※本稿では解釈の便宜上，バクテロイデス属などを嫌気性GNR，大腸菌などを好気性GNRと記載します．

「嫌気性菌」≒「偏性嫌気性菌」と考えることは血液培養結果や培地の解釈のうえでも重要になります．例えば血液培養ボトルでは，偏性嫌気性菌は嫌気の血液培養ボトルにしか発育しません．つまり「好気の血液培養ボトルに発育している＝偏性嫌気性菌ではない」と言えます．ただ，大腸菌や黄色ブドウ球菌などの大半の「通性嫌気性菌」は好気性，嫌気性いずれの環境下でも発育しうるため，「嫌気の血液培養ボトルに発育している＝偏性嫌気性菌」ではない点に注意しましょう．

表1　最低限これだけは覚える！ 嫌気性菌の分類

			βラクタマーゼ
横隔膜の上	GPC	ペプトストレプトコッカス属	産生しない
	GNR	フソバクテリウム属 プレボテラ属	50％程度が産生
横隔膜の下	GNR	バクテロイデス属	ほぼ100％産生

GPC：グラム陽性球菌，GNR：グラム陰性桿菌

2）嫌気性菌の特徴

・培養の感度が低い（培養で生えない≠存在しない）
・基本的に嫌気性菌単一で起因菌となることはなく混合感染となる
・膿瘍形成傾向が強い→ドレナージが必要となることが多い
・悪臭がある

培養の感度が低いため，嫌気性菌のカバーをするかどうかは「培養で生えるか生えないか」では判断できず**「臨床的に嫌気性菌をカバーすべきセッテングかどうか」で判断する**必要があります．また，嫌気性菌の関与する感染症は通常混合感染であり，想定される微生物を複数カバーすることも抗菌薬選択のうえでは重要となります．

3）嫌気性菌のカバーを考慮すべきセッテング

・頭頸部感染症（脳膿瘍，深頸部膿瘍）
・下気道感染症（誤嚥性肺炎，肺化膿症，膿胸）
・腹腔内感染症（二次性腹膜炎，腹腔内膿瘍）
・婦人科感染症（骨盤内腹膜炎）
・慢性的な潰瘍性病変が存在する状況での皮膚軟部組織感染症
（糖尿病性足感染症，褥瘡感染）

このなかで特に治療に難渋し重篤化しやすいものとして腹腔内感染症があります．外科的な感染源のコントロールが最重要ではありますが，バクテロイデス属などの嫌気性GNRに加え，カバーが外れていた場合に急激な状態悪化がありうる大腸菌やクレブシエラなどの好気性GNRの関与もあり，抗菌薬選択においても注意を要します．嫌気性菌をカバーできる抗菌薬を選択するうえで，「バクテロイデス属のカバーに対してどれくらい信頼性があるか」と「大腸菌やクレブシエラなどの好気性GNRをどこまでカバーできるか」ということを理解しておく必要があります．

ⓓクリンダマイシン

嫌気性菌をカバーできる抗菌薬

1）嫌気性菌をカバーできる抗菌薬

❶ 好気性GNRを併せてカバーできるもの（表2）

・βラクタム系/βラクタマーゼ阻害薬配合薬

【静注薬】

アンピシリン・スルバクタム

タゾバクタム・ピペラシリン

セフォペラゾン・スルバクタム

【内服薬】

クラブラン酸・アモキシシリン

・セフェム系（セファマイシン系，オキサセフェム系）

セフメタゾール

フロモキセフ

・カルバペネム系

メロペネム

表2　好気性GNRの自然（内因性）耐性

	市中	院内	
	腸内細菌科		ブドウ糖非発酵菌
	プロテウス 大腸菌 クレブシエラ	セラチア シトロバクター エンテロバクター	緑膿菌
アンピシリン・スルバクタム	△※1	×	×
セフメタゾール	○	×	×
タゾバクタム・ピペラシリン	○	○※2	○
メロペネム	○	○	○

○：感受性あり．

※1 ESBL（基質特異性拡張型βラクタマーゼ）産生菌には効果がない．近年大腸菌に対する感受性率の低下あり．

※2 AmpC過剰産生株には効果が期待できない．

表3　*Bacteroides fragilis* に対する代表的な抗菌薬の薬剤感受性率

抗菌薬	感受性率
アンピシリン・スルバクタム	81.3％
タゾバクタム・ピペラシリン	90.6％
セフメタゾール	75.0％
メロペネム	87.5％
クリンダマイシン	56.3％
メトロニダゾール	100.0％

文献1より引用．

❷ 基本的には嫌気性菌のみ

好気性GNRカバーのために嫌気性菌活性のないセフェム系抗菌薬（セファロスポリン系：セフトリアキソン，セフェピムなど）と併せて用いられます．クリンダマイシンはGPCに対する活性もあります．

- クリンダマイシン
- メトロニダゾール

2) バクテロイデス属に対する活性

嫌気性菌をカバーする抗菌薬を選択するうえでもう1つ問題になるのは抗菌薬の「バクテロイデス属に対する活性」です．近年**クリンダマイシンやセフメタゾールのバクテロイデス属に対する薬剤感受性率の低下**が問題となっています（**表3**）．

その反面，メトロニダゾールはバクテロイデス属をはじめとする嫌気性GNRに殺菌的に作用し，耐性はほとんどなく嫌気性菌に対して最も信頼して使用できる抗菌薬といえます．髄液，骨，膿瘍を含め組織移行性が非常によく，経口薬のbioavailabilityも大変良好です[2)]．腹腔内感染症などのバクテロイデス属が関与する重篤な感染症においてきわめて重要な抗菌薬です．

ただしクリンダマイシンやセフメタゾールのバクテロイデス属に対する感受性率の低下は，菌血症がなく，感染源のコントロール（手術やドレナージ）が十分に行えていれば臨床的には大きな問題にはならないともいわれています．**嫌気性菌の関与する感染症では抗菌薬以上に感染源のコントロールが重要**であるということです．

ⓓ腎障害

メトロニダゾールを使いこなす

1）メトロニダゾールの使いどころ

長らく日本にはメトロニダゾールといえば内服薬（フラジール®）しかなかった影響か，「メトロニダゾール＝*Clostridioides difficile*腸炎の治療薬」とお考えの人もいるのではないでしょうか？

もちろんメトロニダゾールは軽症・中等症の*C. difficile*腸炎の第1選択薬ですが，活躍の場はそれだけではありません．注射薬（アネメトロ®）が発売され，消化管が利用できない嫌気性菌が関与する感染症（例：下部消化管穿孔による二次性腹膜炎）でも使用できるようになり，嫌気性菌治療の選択肢は大きく広がりました．特に横隔膜から下の嫌気性菌が関与するような感染症では積極的にメトロニダゾールの使用を考慮しましょう．

2）メトロニダゾールの副作用

悪心や胃部不快感などの消化器症状が最も頻度の高い副作用です．味覚障害（metallic taste）を呈することもあります[2]．重要な副作用に神経障害（中枢/末梢）があり，特に痙攣，小脳失調などを呈する中枢神経障害には注意が必要です．これは**メトロニダゾール脳症**とも呼ばれ，脳梁や小脳核などの部位にMRI異常が出現することもあります[3]．高齢者，腎機能障害，長期投与がリスクといわれています．

またアルコールと一緒に内服するとアルコールの分解を抑制し，血中アセトアルデヒド濃度を上昇させるという嫌酒薬と似たような作用があるため服用中は禁酒を指導しましょう．その他，ワルファリンとの併用でワルファリンの代謝を減少させ，出血傾向を増強させることがあります[2]．

ⓑ高カリウム血症

抗真菌薬の使い方

1）真菌の分類

真菌のなかでは特に酵母様真菌と糸状真菌の2種類が重要になります．

真菌の分類[4)]

・**酵母様真菌**（yeast）
　カンジダ属，クリプトコッカス属
・**糸状真菌**（mold or filamentous fungi）
　アスペルギルス属
・二形（二相）性真菌（dimorphic fungi：酵母様真菌にも糸状真菌にもなる）
　コクシジオイデス属など

2）抗真菌薬の分類

抗真菌薬はフルコナゾールとボリコナゾール，ミカファンギン，アムホテリシンBリポソーム製剤の4剤を理解しましょう．基本的にはフルコナゾールとミカファンギンはカンジダ用，ボリコナゾールはアスペルギルス用です．アムホテリシンBリポソーム製剤は，主な真菌はほとんどカバーしますが副作用が問題になります（**表4**）．

表4　抗真菌薬のスペクトラムと長所・短所

	スペクトラム			組織移行	長所	短所
	Can.	Cry.	Asp.			
フルコナゾール	△	○	×	◎	・眼球や髄液にも移行性良好 ・内服薬の吸収良好 ・副作用少ない	・フルコナゾール耐性のカンジダが存在：*C. glabrata*，*C. krusei* ・腎機能低下で投与量調節が必要 ・薬剤相互作用あり
ボリコナゾール	△～○[※1]	○	◎	○	・IPAの第1選択薬 ・内服薬の吸収良好	・点滴薬は腎機能低下症例では使いにくい[※2] ・一過性視力障害や幻視の副作用あり ・尿中移行性が悪い ・薬剤相互作用あり
ミカファンギン	○	×	○	△	・アゾール耐性のカンジダにも使用可 ・副作用が少ない ・相互作用が少ない ・併用療法への期待	・移行性が悪い（髄液，眼球，尿） ・内服薬がない
アムホテリシンBリポソーム製剤	○	○	○	○	・広いスペクトラム ・歴史が長い（使用経験の蓄積）	・副作用が多い（アムホテリシンBよりは減少） ・高価 ・内服薬がない

文献4，5を参考に作成．
Can.：カンジダ属，Cry.：クリプトコッカス属，Asp.：アスペルギルス属
IPA：invasive pulmonary aspergillosis（侵襲性肺アスペルギルス症）
※1 *C. krusei*や感受性のある*C. glabrata*のstep down治療（原因真菌が判明した後にそれをカバーするより狭域な抗真菌薬に変更すること）で用いることがある．
※2 添加物であるシクロデキストリンの腎毒性が問題となる．

主な全身投与用の抗真菌薬の分類[4)]

①アゾール系（トリアゾール系）

フルコナゾール（ジフルカン®）静注・経口

ボリコナゾール（ブイフェンド®）静注・経口

②エキノキャンディン系

ミカファンギン（ファンガード®）静注

③ポリエンマクロライド系

アムホテリシンBリポソーム製剤（アムビゾーム®）静注

3）アムホテリシンBの副作用

注入時に問題となるもの

・発熱・悪寒

・静脈炎

注入とは無関係のもの

・腎障害：輸入細動脈の収縮による腎前性と遠位尿細管障害による腎性

・電解質異常（低カリウム血症，低マグネシウム血症），尿細管性アシドーシス

アムホテリシンBは注入時に発熱・悪寒をきたすことがありますが，これはアレルギーではありません．腎障害は輸入細動脈の収縮による腎前性と遠位尿細管障害による腎性の2つの要素が関与しています．腎臓からカリウム，マグネシウム，重炭酸が過剰に排泄されることでそれぞれ低カリウム血症，低マグネシウム血症，正常アニオンギャップの尿細管性アシドーシスを引き起こします．

副作用対策として，十分な輸液とともにゆっくり投与します．発熱・悪寒に対して前投与としてアセトアミノフェンや抗ヒスタミン薬を投与することもあります．

アムホテリシンBリポソーム製剤は従来のアムホテリシンBに比して悪寒や腎障害の副作用が少ないといわれています．高価な点が問題ですがアムホテリシンBが適応となる際には主に選択される薬剤です．

問題5 解答　ⓓ眼球

カンジダ血症

カンジダ血症は死亡率が30〜50％とも報告されており，予後改善のためには**早期の抗真菌薬の開始と感染源のコントロールが重要**です（図）．

ヒトへ感染を起こすカンジダの多くは，*C. albicans*，*C. glabrata*，*C. tropicalis*，*C. parapsilosis*，*C. krusei*の5つで，特に*C. albicans*によるものが多いですが，近年non-*albicans*によるものが増加傾向にあります．non-*albicans*によるカンジダ血症ではフルコナゾールの耐性化が治療上問題となります．

カンジダが起こす代表的な感染症にカテーテル関連血流感染症と腹腔内感染症（おもに高齢者や免疫不全者の三次性腹膜炎）があります．

1）カンジダ血症の診断

血液培養で診断します．血液培養の感度は低く疑わしい場合はくり返し採取する必要があります．血液培養陽性化までの中央値は2〜3日間です[4)]．補助的な検査としてβ-Dグルカンがありますが偽陽性も多く（細菌感染症，透析，真菌の定着，アルブミン製剤など）結果の解釈に注意を要します．

2）カンジダ血症の治療

血液培養からカンジダを検出したら早急に治療を開始します．**2セット中1セットのみ陽性でも決してコンタミネーションとは考えてはいけません**．中心静脈カテーテル抜去などの感染源のコントロールも重要です．

初期治療薬としてはミカファンギンが選択されることが多いです．エキノキャンディン系が第1選択薬として適切であるという確実なエビデンスはありませんが，高い有効性と安全性が示されており，現時点ではカンジダ血症の初期治療薬として中心的な役割を果たしています．

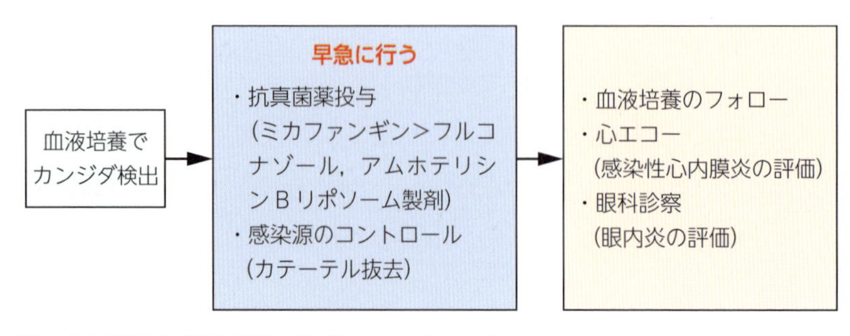

図　カンジダ血症の検査・治療フローチャート

代表的なカンジダ感染症の治療期間[6)]

- カテーテル関連血流感染症：「カテーテル抜去」＋「血液培養陰性化」の2つが達成されてから14日間
- 眼内炎：最低4〜6週間．眼科診察で病変が十分に改善するまで
- 感染性心内膜炎：弁置換術が全例に推奨される
  弁置換後6週間，弁輪部膿瘍合併時はより長期間
  手術不能例では生涯内服による長期抑制療法
  人工弁の場合は術後も生涯内服による長期抑制療法
- 三次性腹膜炎：2〜3週間とすることが多い

3）フォローアップ

まずは血液培養の陰性化を確認する必要があります．ルーチンで心エコー検査による感染性心内膜炎のチェックと眼底検査による眼内炎のチェックを行いましょう．眼内炎に関しては合併率が30％ともいわれ，特に**ミカファンギンは眼内移行が不良**であるため，ミカファンギンを初期治療に用いている例では早めの眼底検査を行う必要があります．

引用文献

1）Takesue Y, et al：Antimicrobial susceptibility of common pathogens isolated from postoperative intra-abdominal infections in Japan. J Infect Chemother, 24：330-340, 2018

2）「Kucers' The Use of Antibiotics：A Clinical Review of Antibacterial, Antifungal, Antiparasitic, and Antiviral Drugs, 7th ed」（Grayson ML, et al），CRC Press，2017

3）Stip E, et al：Antibiotic-associated encephalopathy. Neurology, 87：1188-1189, 2016

4）「レジデントのための感染症診療マニュアル 第3版」（青木 眞／著），医学書院，2015

5）「抗菌薬の考え方，使い方 Ver.3」（岩田健太郎，宮入 烈／著），中外医学社，2012

6）Pappas PG, et al：Clinical Practice Guideline for the Management of Candidiasis：2016 Update by the Infectious Diseases Society of America. Clin Infect Dis, 62：e1-50, 2016

7）「嫌気性菌感染症診断・治療ガイドライン 2007」（日本化学療法学会，日本嫌気性菌感染症研究会／編），協和企画，2007

6

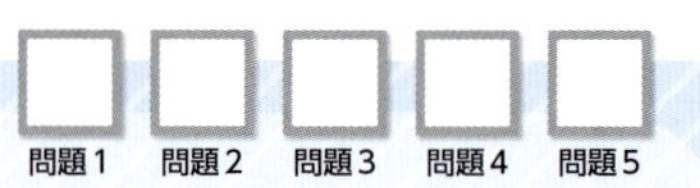

ペニシリンアレルギー

水野なずな

はじめに

「わたし，ペニシリンアレルギーです！」と患者さんから宣言されることがありますよね.「ほんとかな？ でも自信ありそう（なぜかみんな断定口調）だしほんとだったらヤバイから，使うならセファロスポリン系にしとこうかな？ でも同じβラクタムだしなぁ…」なんて，悶々としませんか？

「いっそバンコマイシンかキノロンなら安心」なんていうのも困ります. 自称ペニシリンアレルギーの人に，こうした広域抗菌薬を代用するプラクティスは，医療費がかかり，*Clostridioides difficile* infectionや耐性菌を増加させ，細菌の種類によってはベストの治療ができないこともあるんです.

そんなペニシリンアレルギーをすっきり整理して，今日から迷いなく抗菌薬を選択できるようになりましょう. 絶対役に立ちますよ！

問題1

成長発達正常な5歳女児．軽度の鼻汁と湿性咳嗽，38℃台の発熱が3日間続いている．食事をとれなくなったため母親に連れられて来院した．両側頸部リンパ節腫脹と両側扁桃の腫脹・白苔を認め，溶連菌迅速抗原検査が陽性になった．抗菌薬を処方しようとしたところ，母親から次のように言われた．

「昨年，クラブラン酸・アモキシシリン（オーグメンチン®）を飲んですぐに盛りあがった痒い発疹が出て，息が苦しくなり緊急処置を受けました．娘に私の体質が遺伝しているかもしれないので，同じ薬を使うのが心配です」

Q 最もふさわしい抗菌薬はどれか？

ⓐアモキシシリン　ⓑセファレキシン
ⓒクラリスロマイシン　ⓓレボフロキサシン

問題2

基礎疾患のない40歳男性．祭で喧嘩の仲裁に入り，上腕を噛みつかれて来院した．創傷処置の後，感染予防目的で抗菌薬内服の適応があると判断したが，患者さんから次のように言われた．

「3年前に虫歯ができてアモキシシリン（サワシリン®）を処方されました．内服をはじめて1週間ほどで皮膚の広い範囲と口の中に水疱ができて，べろんと剥けました．その治療のためにしばらく入院しました」

Q 最もふさわしい抗菌薬はどれか？

ⓐクラブラン酸・アモキシシリン　ⓑセファレキシン
ⓒテビペネム　ⓓドキシサイクリン＋クリンダマイシン

問題3

関節リウマチで生物学的製剤を使用している60歳女性．旅館の朝食で生卵を食べ，その2日後に発熱，腹痛，血性水様便で来院した．全身状態がよいため，血液と便の培養検体を提出し帰宅させた．翌日，血液培養2セットよりらせん型のグラム陰性桿菌が陽性化し，便のSS寒天培地（*Salmonella-Shigella*寒天培地）に黒色コロニーが生育し，サルモネラ腸炎・菌血症を疑った．入院治療の同意が得られたため，抗菌薬の点滴を開始しようとしたところ，患者さんから次のように言われた．

「10年前に肺炎で入院したときに，ペニシリンの点滴を受けました．点滴中に針のまわりに平たい痒くない発疹が出たのに気がつきました．看護師さんが見回りに来たので報告したら，点滴をすぐ止められましたが，止める前に発疹は消えていました．そのときの担当医からペニシリンアレルギーと申告するように勧められたのでそうしています」

Q 処方すべき抗菌薬をすべて選べ．

ⓐアンピシリン　ⓑセフトリアキソン
ⓒレボフロキサシン　ⓓST合剤

問題4

2型糖尿病で神経因性膀胱の70歳男性．発熱と悪寒戦慄のため来院した．右腎の把握痛があるが，前立腺腫脹や圧痛はない．尿グラム染色でグラム陰性桿菌と尿中白血球を有意に認める．頻脈と悪寒戦慄から菌血症を疑い，直ちに抗菌薬を開始したいが，患者さんから次のように言われた．

「5年前にピロリ菌を除菌しました．薬を内服して30分以内にゼーゼーしてきて，痒いもこもこした発疹も出てきました．酸素を吸って注射したら落ち着きましたが，担当医はアモキシシリンのせいだろうと言い，最終的には薬を変えて除菌しました」

Q empiric therapyとして開始するのにふさわしい抗菌薬をすべて選べ．

ⓐセフトリアキソン　ⓑアズトレオナム
ⓒゲンタマイシン　ⓓメロペネム

問題5

アルコール使用障害の80歳男性.「この暑さのせいかもしれないが，いつもよりぼんやりしているような気がする」ため妻に付き添われて来院した．中等度の脱水を認めたため補液を開始し，項部硬直や発熱はないものの腰椎穿刺（髄液グラム染色は陰性）を行ったうえで入院となった．翌日，血液培養と髄液培養よりグラム陽性桿菌を検出した．夫妻は知人からもらった生乳を，先週から飲んでいたという．抗菌薬を処方しようとしたところ，妻から次のように言われた．

「夫が子どもの頃にペニシリンでひどい薬疹が出て入院した，と亡くなった夫の母から聞きました．どんな発疹だったのか，飲んでからどれくらいで出たのかなど詳しいことは不明です」

Q 最もふさわしい抗菌薬はどれか？

ⓐアンピシリン　ⓑメロペネム　ⓒST合剤　ⓓバンコマイシン

ⓐアモキシシリン

非アレルギー反応

1）薬剤アレルギーの病歴聴取

薬剤アレルギーを自己申告する患者さんに，抗菌薬を処方する際の**最重要事項が病歴聴取**です．労力の大半を病歴聴取にあて，余力（?）で抗菌薬選択をするイメージで，**表1**の5項目についてインタビューしましょう．

2）薬剤アレルギーをカテゴライズ

問題1の症例において患児の母親は，オーグメンチン®によるアナフィラキシーを経験したのでしょうが，**家族歴であれば患者本人への影響はありません**．また抗菌薬内服中に生じる（皮膚症状などの随伴症状を伴わない）下痢などもアレルギー反応ではありません．このような事象は**非アレルギー反応**に分類されます．

表1　薬剤アレルギーの病歴聴取

項目	聴取する内容	解釈
症状	膨隆した，赤くて痒い発疹ができて，24時間以内に消えましたか？	蕁麻疹
	口唇，目，舌が腫れましたか？	血管浮腫
	口唇，目，尿道口，膣に水疱や潰瘍ができたり，皮膚が剥けたりしましたか？	SJS, TEN, 重症IV型アレルギー反応
	息苦しくなったり，血圧が下がったりしましたか？	アナフィラキシー
	関節痛はありましたか？	血清病
	腎臓，肺，肝臓にも異常が起きましたか？	DRESS, 重症IV型アレルギー反応
発症までの時間	薬剤の投与後，分，時間，日，週のどの単位で症状が出ましたか？	初回投与後，分～時間の単位で出現した場合は即時型反応と考える
	初回投与時か，数回投与したときかどちらですか？	
発症時期（最重要）	いつの出来事ですか（10年以内ですか）？	ペニシリンに対する即時型反応を生じたあと10年間ペニシリンに曝露しないと，80％で過敏性が失われる
受けた治療	アドレナリンを注射されましたか？入院や救急処置を要しましたか？	（対応した病院に確認すると情報が増える）
ほかの薬剤使用歴	安全に使用できた抗菌薬はありますか？	同系統薬が投与されてアレルギー反応が起きなかった事実が判明することがある

文献1～3を参考に作成．

3）抗菌薬選択

まずは患者さん（と家族）に抗菌薬のアレルギーは基本的に遺伝しないことを説明します．そのうえでカルテの記録を訂正し，通常の抗菌薬選択を行います．

A群溶血性レンサ球菌咽頭炎の第1選択はⓐアモキシシリンです．最も狭域で値段が安いにもかかわらず感受性があり，内服の吸収率が高く，分割回数が1〜3回なので登園・登校していても内服させることができます．本治療においてⓑセファレキシンがアモキシシリンに勝る点はなく，ⓓレボフロキサシンの小児への処方は動物実験で軟骨障害が発生したため可能な限り避けるのが原則です．日本ではⓒクラリスロマイシンはA群溶血性レンサ球菌に対する耐性率は8割程度のため処方を避けましょう．

ⓓドキシサイクリン＋クリンダマイシン

重篤な遅発型反応

1）薬剤アレルギーをカテゴライズ

問題2の症例で患者さんが3年前に経験したアレルギーは重篤な**遅発型反応**に分類されます．薬剤の使用から数日〜数週間，ときに数カ月後に，皮膚や粘膜に**水疱，潰瘍，皮膚剥離**が出現するのが特徴です．toxic epidermal necrolysis（中毒性表皮壊死症：TEN），Stevens-Johnson syndrome（スティーブンス・ジョンソン症候群：SJS），drug rash with eosinophilia and systemic symptoms（DRESS）/ drug-induced hypersensitivity syndrome（薬剤性過敏症症候群：DIHS），血清病，骨髄抑制，臓器障害などがあります．

2）抗菌薬選択

ペニシリン系抗菌薬による重症遅発型反応の既往がある方へのペニシリン（ⓐクラブラン酸・アモキシシリン）の再投与は，同じ症状が出現する可能性があるため，生涯避けるようにしましょう．ではセファロスポリン（ⓑセファレキシン）やカルバペネム（ⓒテビペネム）は安全に投与できるのでしょうか？ これについてはデータが少ないため，重症遅発型反応の場合は基本的には避けることが推奨されています．またⓒテビペネムは，小児用顆粒製剤のため，一般には成人への処方は行いません．

ヒト咬傷でカバーすべき細菌は，口腔内常在菌であるα溶血性レンサ球菌，黄色ブドウ球菌，嫌気性菌です．そのためⓓドキシサイクリン＋クリンダマイシンを選択すればよいでしょう．

ⓑセフトリアキソン，ⓒレボフロキサシン

即時型反応の特徴を欠く軽症反応

1）薬剤アレルギーをカテゴライズ

即時型反応の特徴（蕁麻疹・血管浮腫・気管支攣縮など）を生じない反応は**即時型反応の特徴を欠く軽症反応**に分類されます．即時型反応の症状を伴わない軽症の薬疹で，掻痒を伴うことも伴わないこともあります．薬疹既往の病歴を聴取したときに最も聞くことが多いパターンですが，再投与により即時型反応が誘発される頻度がかなり低いことが報告されています[4]．

2）即時型反応のリスク

ペニシリン系抗菌薬に対する本タイプのアレルギーの方に抗菌薬を処方する場合，その抗菌薬の種類によってアレルギーが出現するリスクが異なります．処方したい抗菌薬別に整理します（**表2**）．

3）抗菌薬選択

サルモネラ菌血症治療のempiric therapyの第1選択は第3世代セファロスポリン（ⓑセフトリアキソン）か，フルオロキノロン（ⓒレボフロキサシン）です．

問題3の症例では過去のアレルギー歴が即時型反応ではなさそうなので，慎重にⓑセフ

表2　ペニシリン系に対して“即時型反応の特徴を欠く軽症反応”を示した既往のある患者に，抗菌薬を処方する条件

処方したい抗菌薬	処方するためにクリアすべき条件
ペニシリン系	少量を投与してみて問題なければ増量するgraded challenge（test dose procedure）という方法により，即時型反応が生じないか観察する（症状がなければ安心してペニシリンを処方できる）．
セファロスポリン系	交差反応が出現する可能性は低いことが知られている（特に第3・4世代）． しかし上記と同様に第1・2世代ではgraded challengeを行い，即時型反応が生じないか確認しよう．第3・4世代では注意は必要だが投与可能．
カルバペネム系	交差反応が出現する頻度は，セファロスポリン系抗菌薬を使用する場合よりもさらに低いとされている． そのためカルバペネムも注意は必要だが投与可能．
アズトレオナム	なし （アズトレオナムはペニシリンアレルギーの患者さんに，即時型反応の心配をせずに使用できることがわかっている）
非βラクタム薬	なし

文献3を参考に作成．
※graded challengeはアレルギー専門医やアレルギー診療に慣れた医師と行うべきである．

トリアキソンを使用するか，アレルギー歴を重視してⓒレボフロキサシンを選択するか現場で判断することになります．培養結果が判明し，感受性があればⓐアンピシリンかⓓST合剤にde-escalationできますが，ⓐを選択する場合はgraded challengeを行う必要があります．

問題4 解答 ⓑアズトレオナム，ⓒゲンタマイシン

即時型反応の特徴を有する反応

1) 薬剤アレルギーをカテゴライズ

即時型反応（IgE mediated reactions）は，原因薬剤投与から分または時間の単位で出現します．特徴的な症状は前述した蕁麻疹，血管浮腫，気管支攣縮などです．

2) 即時型反応のリスク

ペニシリンに対する即時型反応が起きても，その後**10年間ペニシリンに曝露しないと80％で過敏性が失われる**といわれています[5]．また，ペニシリンに即時型反応を示す患者さんの多くがセファロスポリン系には反応しないというデータもあります．それでもアナフィラキシーが起きないか心配ですよね．では実際どうしたらよいか，抗菌薬別に処方のための条件をお示します（**表3**）．症例ごとにリスクとベネフィットを検討したうえで，よりよい選択を行いましょう．

表3　ペニシリン系に対して“即時型反応の特徴を有する反応”を示した既往のある患者に，抗菌薬を処方する条件

処方したい抗菌薬	処方するためにクリアすべき条件
ペニシリン系	**脱感作（desensitization）**という処置を行う．これはペニシリンに対して即時型反応の既往が疑われる患者さんに，ペニシリンをごく少量からはじめて徐々に量を増やして投与することで，ペニシリンに対する反応を誘発することなく通常量を使用できるように慣らすものである．脱感作中に蕁麻疹などの皮疹が30％程度で生じるが，最終的には成功率が高い方法である．
セファロスポリン系	第1，2世代はgraded challengeか脱感作を，第3，4世代はgraded challengeを行う．
カルバペネム系	graded challengeを行う．
アズトレオナム	なし
非βラクタム薬	なし

文献3を参考に作成．
※脱感作やgraded challengeはアレルギー専門医やアレルギー診療に慣れた医師と行うべきである．

3）抗菌薬選択

問題4の症例の患者さんはグラム陰性桿菌による急性腎盂腎炎で，いち早く抗菌薬を開始したい状況です．ペニシリンと交差反応を示さず，脱感作やgraded challengeの必要もないⓑアズトレオナムかⓒゲンタマイシンを選択すればよいでしょう．グラム陰性桿菌の薬剤感受性は地域や病院により異なりますので，皆さんの地域や病院でより適切な方を選択してください．

ⓒST合剤

曖昧な病歴の患者さん

1）薬剤アレルギーをカテゴライズ

いくら病歴聴取しても，数十年前のことである場合や意識障害の患者さんの場合，詳細不明のことがありますよね．そんなときには最低限，「口唇，目，尿道口，膣に水疱や潰瘍ができたり，皮膚が剥けたりしましたか？」と確認しましょう（**表1**参照）．患者さんは「こんな発疹だ」と案外記憶してくれているものですから，前述のような発疹であれば，重篤な遅発型反応に分類できます（**問題2**）．それも不明の場合は**曖昧な病歴の患者さん**に分類します．

2）即時型反応のリスク

もしも過去の発疹が，それ以外の随伴症状を欠いていた可能性が高く，かつ10年より昔である場合，即時型反応が起きるリスクは比較的低いと考えられます．そのうえで代替薬の有無や緊急性などにより，ペニシリンを使用するかどうか現場での個別の判断が必要です．

3）抗菌薬選択

問題5の症例では，患者さんはリステリア菌血症/髄膜炎が疑われます．治療の第1選択はⓐアンピシリンですが，今回は既往の詳細が完全に不明のため処方は避けたいところです．第2選択は非βラクタム薬であるⓒST合剤であり，交差反応の心配をすることなく使用できます．

ⓑメロペネムはⓐアンピシリンもⓒST合剤も使用できないときの第3選択です．過去にはⓓバンコマイシンがリステリア菌血症の第2選択薬として使用されましたが，投与中に髄膜炎の発生が報告され，効果が劣ることがわかりました[2)]．

Advanced Lecture

● ペニシリンへの即時型反応の診断

どんな薬剤アレルギーでも確定診断できるという検査方法は存在しません．しかし唯一，ペニシリンに対する即時型反応にのみ有効な診断方法があります．それが皮膚テスト（skin testing）です．専用の試薬を使ってプリックテストを行い，問題がなければ皮内テスト，さらに大丈夫なら経静脈投与を行うという方法です[6]．現在日本ではこの試薬が入手困難であり，筆者は実施している国内の医療機関を見つけられませんでしたが，米国の小児専門病院などでは日常的に行われていると聞いています．

おわりに

医師から「○×アレルギーです」と言われたら，患者さんは結構それを覚えているものです．カルテに「○×アレルギー」と記載したら，記録はずっと残ります．**アレルギーは言うのも書くのも責任重大！** アレルギーを疑う症状をみたら，**表1**の内容をふまえたカルテ記載をしておきましょう．そうすることでその患者さんの今後の薬剤選択の幅を広げ，代替薬を安全で楽に選択できるようになるはずです！

引用文献

1）「レジデントのための感染症診療マニュアル 第3版」（青木 眞/著），医学書院，2015
↑ベッドサイドに立つ限り，立ち返り続ける本です．

2）「Mandell, Douglas, & Bennett's Principles & Practice of Infectious Diseases, 8th ed.」（Bennett JE, et al, eds），Saunders, 2015
↑感染症内科学の必携書です．

3）Blumenthal KG & Solensky R：Choice of antibiotics in penicillin-allergic hospitalized patients. UpToDate, 2018
↑即時型反応に配慮した抗菌薬の選び方について，とてもまとまっています．

4）Vyles D, et al：Allergy Testing in Children With Low-Risk Penicillin Allergy Symptoms. Pediatrics, 140：pii：e20170471, 2017
↑低リスクのペニシリンアレルギー疑いの小児100人に検査を実施したら，全員陰性というびっくりな報告．

5）Sullivan TJ, et al：Skin testing to detect penicillin allergy. J Allergy Clin Immunol, 68：171-180, 1981

6）Gruchalla RS & Pirmohamed M：Clinical practice. Antibiotic allergy. N Engl J Med, 354：601-609, 2006
↑即時型反応の確認検査の方法が記載されています．

Column

● βラクタム系アレルギーのtips

抗菌薬選択は「ペニシリン・セフェムなどのβラクタム系を軸に考える」ため，よく使う薬についての特徴をよく知っておくことは（抗菌薬に限らず）勉強するうえで非常に重要です．

研修医の先生方が病棟でよく遭遇するのは，例えば肺炎や尿路感染症で入院中の患者さんにペニシリン系抗菌薬を投与したところ薬疹などのアレルギー反応が疑われた…このような場合の対応ではないでしょうか？ 全例でβラクタム系投与は避けた方がよい？ それとも？

ペニシリンアレルギーのためβラクタム系以外の抗菌薬を選択することが増加し，MRSA感染症と *Clostridioides difficile* の発症率が高まったという研究もありますので[1]，しっかりと整理しておきましょう．

ここではよく使うβラクタム系のアレルギーとその周辺について，知っておくと役立つtipsを箇条書きで示します．

- ペニシリン系は抗菌薬のなかでもⅠ型アレルギー（アナフィラキシーなど）を起こすリスクの高い抗菌薬と知られているものの，その頻度は0.01～0.02％[2]
- ペニシリンアレルギーの既往がある患者の約10％のみが実際のペニシリンアレルギー[3]
- セファロスポリン系によるⅠ型アレルギーの頻度はペニシリン系の1/10という報告もあります[4]
- 1つのペニシリン系でアレルギーが起こった場合，ほかのペニシリン系でもアレルギーが起こりやすいとされています
- ペニシリン系とセファロスポリン系は，（詳細は省きますが）体内での分解過程が異なるため交差反応は必ず起こるわけではありません．第1世代，第2世代セファロスポリンとの交差反応は約10％，第3世代セファロスポリンは2～3％と低くなります[5]
- ペニシリン系とカルバペネム系は共通のβラクタム環をもっていますが，カルバペネム系のアレルギーの頻度は高くないと報告されています．ペニシリン系でⅠ型アレルギーが疑われた場合のカルバペネム系との交差反応は，全体で4.3％，Ⅰ型アレルギーは2.4％と報告されています．一方セファロスポリン系でアレルギーが疑われた場合のカルバペネム系との交差反応は全体で25％と報告されており，注意が必要です[6]

〈羽田野義郎〉

引用文献

1）Blumenthal KG, et al：Risk of meticillin resistant *Staphylococcus aureus* and *Clostridium difficile* in patients with a documented penicillin allergy：population based matched cohort study. BMJ, 361：k2400, 2018

2）Gruchalla RS & Pirmohamed M：Clinical practice. Antibiotic allergy. N Engl J Med, 354：601-609, 2006

3）Salkind AR, et al：The rational clinical examination. Is this patient allergic to penicillin? An evidence-based analysis of the likelihood of penicillin allergy. JAMA, 285：2498-2505, 2001

4）Lin RY：A perspective on penicillin allergy. Arch Intern Med, 152：930-937, 1992

5）Madaan A & Li JT：Cephalosporin allergy. Immunol Allergy Clin North Am, 24：463-476, vi-vii, 2004

6）Kula B, et al：A systematic review：can one prescribe carbapenems to patients with IgE-mediated allergy to penicillins or cephalosporins? Clin Infect Dis, 59：1113-1122, 2014

7

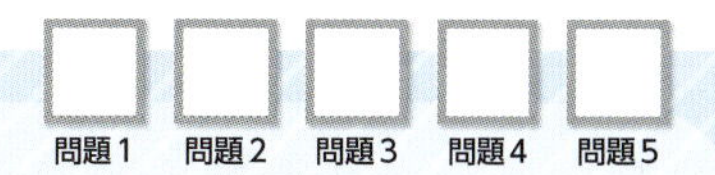

抗菌薬の要否の判断

〜薬剤耐性（AMR）を防ぐのは僕たちレジデントだっ！〜

野木一孝，北　和也

はじめに

日常診療において皆さんは抗菌薬を処方するかどうかをどのように決めていますか？ 近年，多剤耐性アシネトバクターやカルバペネム系抗菌薬に耐性の腸内細菌科細菌（CRE）など，新たな抗菌薬耐性菌の増加が世界的な問題となっています．わが国においても，医療機関内だけではなく市中感染での耐性菌が散見されるようになり，医療を遂行するうえでの重大な懸念材料となっています．こうしたなか，抗菌薬適正使用の重要性が叫ばれており，わが国でも2017年6月に「抗微生物薬適正使用の手引き」が作成されました[1]．今回はこの手引きを参考にし，症例を通じて皆さんと抗菌薬適正使用について考えていきたいと思います．

問題1

基礎疾患のない34歳男性．3日前から咽頭痛，鼻汁が出現し，昨日から咳嗽と発熱も出現してきたため当院を受診された．早くよくなりたいし，肺炎になりたくないので抗菌薬を処方してほしいと言っている．体温37.9℃，血圧130/72 mmHg，心拍数96回/分，呼吸数20回/分，聴診では明らかな呼吸音異常は認めなかった．

Q どのように対応すればよいだろうか？

ⓐ肺炎を予防するために抗菌薬を処方する

ⓑ感冒には抗菌薬の効果が乏しいことを説明し，日常生活に支障をきたすような症状を緩和する薬を最低限処方する

ⓒ肺炎が心配なので薬を処方する前に胸部X線を撮影する

ⓓ「採血で炎症反応が高かったら考えます」と説明してまず採血を行う

問題2

基礎疾患のない45歳女性．3日前から鼻汁，鼻閉が出現し，昨日から37.5℃の発熱と前額部痛が出現してきたため当院を受診された．熱が上がってきたという理由で抗菌薬の処方を希望している．

Q どのように対応すればよいだろうか？

ⓐ「抗菌薬を飲んだら早く治りますよねえ」と患者さんに同調してそのまま抗菌薬を処方する

ⓑ対症療法のみで改善することが多いため，現時点では抗菌薬の必要性が乏しいことを伝える

ⓒ確定診断するために副鼻腔のCTを撮影する

ⓓすぐに耳鼻科に紹介する

問題3

基礎疾患のない47歳男性．本日朝から嘔気嘔吐が出現し，その後腹痛と水様便が3回出現してきたため当院を受診された．早く治したいので抗菌薬を処方してほしいと言っている．

Q どのように対応すればよいだろうか？

ⓐ「抗菌薬を飲んだら早く治りますよねえ」と患者さんに同調してそのまま抗菌薬を処方する

ⓑ採血や画像検査の結果をみて抗菌薬を処方するか決める

ⓒウイルス性胃腸炎の可能性が高く，抗菌薬が不要であることを説明し，制吐薬と整腸薬などの対症療法を行い，水分をこまめに摂取するように説明する

ⓓ便培養の結果をみて抗菌薬を処方するか決める

問題4

基礎疾患のない80歳女性．3日前から腰椎圧迫骨折で入院している．入院時から尿道カテーテル留置中であり，本日尿検査を施行したところ尿白血球（2+），亜硝酸塩（+）であった．体温36.5℃，血圧124/68 mmHg，心拍数72回/分，呼吸数16回/分であり，CVA叩打痛は陰性であった．全身状態は普段と著変なく落ち着いている．

Q どのように対応すればよいだろうか？

ⓐ尿路感染症と判断して抗菌薬を処方する

ⓑ尿培養検査の結果をみて抗菌薬を処方するか決める

ⓒ確定診断のために腹部CTを撮影する

ⓓ無症候性細菌尿と判断して経過観察とする

問題5

50歳男性．不安定狭心症に対して冠動脈バイパス術予定で入院中である．高血圧症，脂質異常症，糖尿病はあるが腎機能は正常であった．指導医から周術期感染予防として抗菌薬投与を指示するように言われた．術前の鼻腔内スクリーニングではMRSA陰性であった．

Q どのように対応すればよいだろうか？

ⓐ手術前日から術後の採血でCRPが陰性化するまでセファゾリン 1 gを8時間ごとに投与する

ⓑ手術開始前1時間以内にセファゾリン 1 gを投与し，術後48時間までセファゾリン 1 gを8時間ごとに投与する

ⓒ抗菌薬の術前投与は行わず，手術直後からセファゾリン 1 gを術後24時間まで8時間ごとに投与する

ⓓ念のために手術前日から術後24時間までバンコマイシン 1 gを12時間ごとに投与する

ⓑ感冒には抗菌薬の効果が乏しいことを説明し，日常生活に支障をきたすような症状を緩和する薬を最低限処方する

感冒に抗菌薬は必要？

1）感冒の診断（図1）

急性気道感染症において，抗菌薬の必要性を見極めるために有用な分類として，ACP（米国内科学会）による分類が知られています[2]．これは急性気道感染症を鼻症状（鼻汁，鼻閉），咽頭症状（咽頭痛），下気道症状（咳，痰）の3系統の症状によって，感冒（かぜ症候群），急性鼻副鼻腔炎，急性咽頭炎，急性気管支炎の4つの病型に分類するものです（**表1**）．

感冒とは，鼻症状，咽頭症状，下気道症状のうち，複数の症状が同時に同程度広い気道の領域に分布するものであり，これはウイルス感染の特徴です．一方，細菌感染では症状が局在します（例えば溶連菌性咽頭炎では，高熱，咽頭痛および所属リンパ節腫脹はありますが，咳や鼻汁はありません）．同一患者に細菌性の鼻副鼻腔炎・咽頭炎・気管支炎の三者を同時に経験することはないと考えると理解しやすいでしょう[3]．

感冒の典型的な自然経過として，まず微熱や倦怠感，咽頭痛を生じ，続いて鼻汁や鼻閉，その後に咳や痰が出てくるようになります．発症から3日目前後を症状のピークとして，7〜10日かけて徐々に軽快していきます[4]．

2）感冒の治療

主にウイルス性感染である感冒では，抗菌薬の使用は推奨されていません．咳は3週間ほど続くこともありますが，持続する咳が必ずしも抗菌薬を要するような細菌感染の合併を示唆するとは限りません．また，感冒に抗菌薬を処方しても治癒が早くなることはなく，成人では抗菌薬による副作用（嘔吐，下痢，皮疹など，17.8％）が偽薬群（8.6％）と比べて2.62倍（95％信頼区間1.32倍〜5.18倍）多く発生することが報告されています[5]．なお，感冒に抗菌薬を処方しても肺炎は防げません（正確には1万2,555人の風邪患者に抗菌薬を処方すると，1名の肺炎での入院が防げる程度，というデータがあります[6]）．つまり，**感冒に抗菌薬を処方することは，常にリスクがベネフィットを上回るわけです**．

ここで一番重要なことは，抗菌薬の必要性の有無をしっかり患者さんに説明し，理解していただくことです．一方，通常の自然経過から外れて症状が進行性に悪化する場合や，いったん軽快傾向にあった症状が再増悪（二峰性の経過）した場合には，細菌性肺炎や細菌性鼻副鼻腔炎などの二次的な細菌感染症が合併している場合があるので，その時点での診断を見直す必要があります．

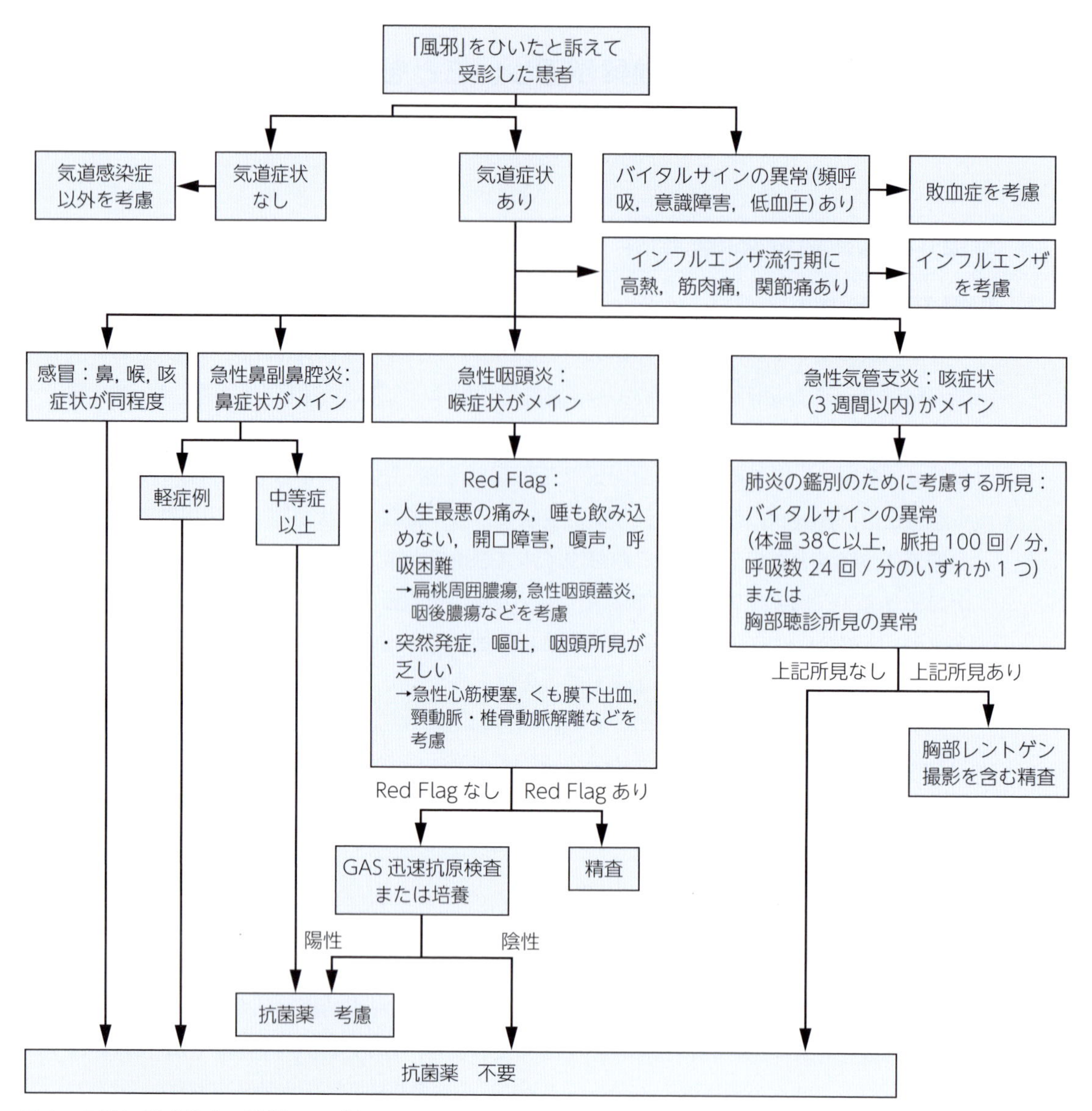

図1　急性気道感染症の診断および治療の手順
※本図は診療手順の目安として作成されたものであり，実際の診療では診察した医師の判断が優先される．
文献1より引用．

表1　急性気道感染症の病型分類

病型	鼻汁・鼻閉	咽頭痛	咳・痰
感冒	△	△	△
急性鼻副鼻腔炎	○	×	×
急性咽頭炎	×	○	×
急性気管支炎	×	×	○

○は主要症状，△は際立っていない程度で他症状と併存，×は症状なし～軽度．
文献1より引用．

ⓑ 対症療法のみで改善することが多いため，現時点では抗菌薬の必要性が乏しいことを伝える

急性鼻副鼻腔炎に抗菌薬は必要？

1）急性鼻副鼻腔炎の診断（図1，表2）

発熱の有無を問わず，くしゃみ，鼻汁，鼻閉といった鼻症状を主訴とする病態を有する急性気道感染症を急性鼻副鼻腔炎型と分類します．症例によっては頭痛，頬部痛，顔面圧迫感などを伴い，鼻腔内の炎症を伴うため鼻炎症状が先行することが多いです．糖尿病や気管支喘息などの下気道疾患の合併が難治性，反復性の原因となっていることが少なくありません[7]．

急性鼻副鼻腔炎は上気道炎に引き続き発症し，発症当初はウイルス感染が主体とされるため，抗菌薬の効果は期待できません．急性ウイルス性上気道感染症のうち，急性細菌性鼻副鼻腔炎を合併する症例は2％未満と報告されています[8]が，症状が二峰性に悪化する場合には細菌性を疑う必要があります．

2）急性鼻副鼻腔炎の治療

急性鼻副鼻腔炎に関しては，細菌性鼻副鼻腔炎が疑わしい場合でも，抗菌薬投与の有無にかかわらず，1週間後には約半数が，2週間後には約7割の患者さんが治癒することが報告されています[9]．また，抗菌薬投与群では偽薬群に比べて7～14日目に治癒する割合は高くなるものの，副作用（嘔吐，下痢，腹痛）の発生割合も高く，**抗菌薬投与はリスクがベネフィットを上回る可能性があることが報告されています[9]．**そのため，ACP/CDC（米国疾病予防管理センター）の指針では，急性鼻副鼻腔炎に対する抗菌薬の適応は，症状が10日間を超える場合や重症例の場合（39℃以上の発熱がある場合，膿性鼻汁や顔面痛が3日間以上続く場合），典型的なウイルス性疾患の症状が5日間以上続き，一度軽快してから悪化した場合に限定されています[10]．

対症療法としては，例えばステロイド点鼻薬の有効性が示されています[11]．

急性鼻副鼻腔炎に対して抗菌薬治療を行う場合，日本ではセファロスポリン系やマクロ

表2　成人における急性鼻副鼻腔炎のスコアリングシステムと重症度分類

		なし	軽度／少量	中等以上
臨床症状	鼻漏	0	1	2
	顔面痛・前頭部痛	0	1	2
鼻腔所見	鼻汁・後鼻漏	0（漿液性）	2（粘膿性少量）	4（中等量以上）

軽症：1～3点，中等症：4～6点，重症：7～8点．
文献1より引用．

ライド系抗菌薬が使用されていますが，**実はアモキシシリンまたはクラブラン酸・アモキシシリンで治療できます．**実際に米国耳鼻咽喉科・頭頸部外科学会[12]やACP/CDC[10]の指針では，中等症以上の急性鼻副鼻腔炎で抗菌薬の適応がある場合には，安全性や有効性，費用，対象とする細菌の種類の狭さからアモキシシリンが第1選択薬として推奨されており，「抗微生物薬適正使用の手引き」でもアモキシシリン1回250 mg，1日3～4回，5～7日間内服が推奨されています[1]．

ⓒ ウイルス性胃腸炎の可能性が高く，抗菌薬が不要であることを説明し，制吐薬と整腸薬などの対症療法を行い，水分をこまめに摂取するように説明する

急性下痢症に抗菌薬は必要？

1）急性下痢症の診断（図2）

急性下痢症の90％は感染性，残りの10％が非感染性であり，全身性疾患の一症状として下痢を伴うこともあります[13]．抗菌薬を使用すべき疾患かどうかの見極めは重要であり，急性下痢症の原因推定のための重要な情報としては，発症時期（急性，慢性），随伴症状（発熱，腹痛，血便の有無），食事（いつ，どこで，何を），既往歴（免疫不全や炎症性腸疾患など），抗菌薬投与歴，同様の症状の者との接触歴，最近の海外渡航歴，等があげられます[14]．

対症療法で自然軽快することが多いため，便培養は全例に行う必要はなく，中等症～重症，免疫低下のある患者さん，炎症性腸疾患の患者さんなどで行います．また，カンピロバクターやサルモネラで菌血症を起こすことがあり，全身症状が強い場合は血液培養の採取も考慮します．

2）急性下痢症の治療

成人の急性下痢症では，ウイルス性，細菌性にかかわらず，まずは脱水の予防を目的とした水分摂取や点滴投与などの対症療法が重要であり，細菌性であったとしても重症例または海外渡航歴のある帰国者の急性下痢症などの場合を除いて抗菌薬投与は推奨されていません．

抗菌薬を使用すべき状況としては，以下のようなものがあげられます．

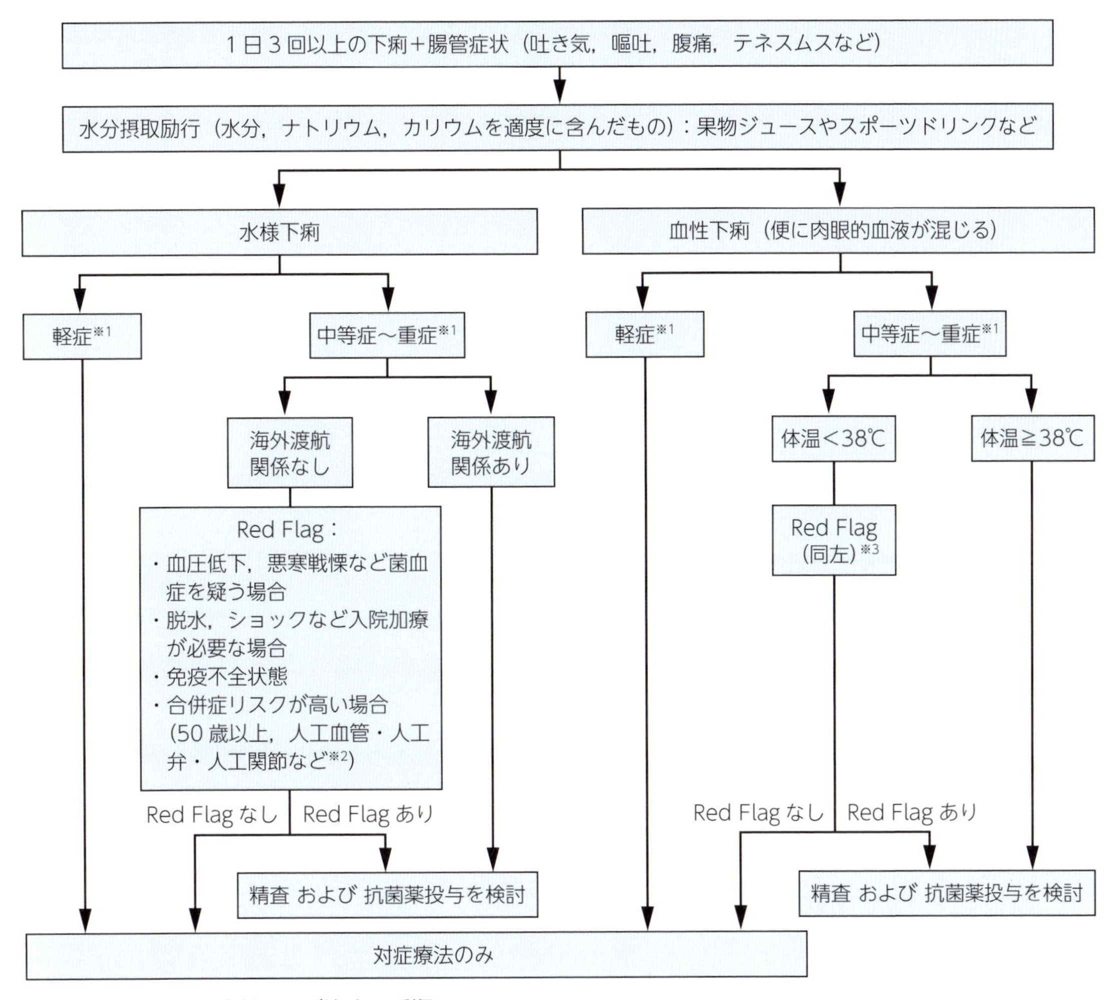

図2　急性下痢症の診断および治療の手順

※1 下痢の重症度：軽症は日常生活に支障のないもの，中等症は動くことはできるが日常生活に制限があるもの，重症は日常生活に大きな支障のあるもの．

※2 ほかの合併症リスクには炎症性腸疾患，血液透析患者，腹部大動脈瘤などがある．

※3 EHEC（Enterohemorrhagic *E. coli*，腸管出血性大腸菌）による腸炎に注意し，便検査を考慮する．

※4 本図は診療手順の目安として作成したものであり，実際の診療では診察した医師の判断が優先される．

文献1より引用．

① 大腸型腸炎（細菌性腸炎）で，全身状態が悪い場合や免疫不全者・新生児・高齢者の場合

② 抗菌薬の有用性が示されている特殊なケース（旅行者下痢症，赤痢，重症のカンピロバクター腸炎）[15, 16]，

③ 合併症を伴うサルモネラ感染症〔50歳以上，3歳未満，細胞性免疫障害（AIDS，臓器移植後，ステロイド使用，リンパ腫などの悪性疾患），心臓弁膜症，人工関節，腎不全など〕[17]

菌種が想定できないときのempiric therapyの第1選択はキノロン系抗菌薬ですが，近年サルモネラ属やカンピロバクターに対する耐性化が問題となっています．特にカンピロバクターに関しては世界的にキノロン系抗菌薬への耐性化が進んでおり，抗菌薬を使用するならマクロライド系抗菌薬が推奨されます[14]．

ⓓ無症候性細菌尿と判断して経過観察とする

無症候性細菌尿に抗菌薬は必要？

1）無症候性細菌尿の診断

無症候性細菌尿は，明らかな尿路感染を示唆する所見がないにもかかわらず，女性なら尿培養で2回続けて同一菌が10^5 CFU/mL以上，男性なら1回でも10^5 CFU/mL以上の菌が検出される状態と定義されます[18]．無症候性細菌尿は女性，高齢者，妊婦に多く，糖尿病があるとさらにリスクが高くなります．通常の尿路感染症と無症候性細菌尿の違いは，尿路感染を示唆する症状の「有無」ですが，発熱・背部痛・腰痛・頻尿・排尿時痛・CVA叩打痛といった症状は，尿路感染症以外でも生じるので注意が必要です．

2）無症候性細菌尿の治療

無症候性細菌尿に対する抗菌薬治療の有効性は示されておらず，基本的には培養検査や治療は行いません．例外としては，① 妊婦，② 泌尿器科関連の術前予防，③ 小児（先天性奇形に関連するもの）に対する治療を推奨する文献があります[19]．

❶ 妊婦の無症候性細菌尿

妊婦の2〜10％に無症候性細菌尿が認められ，腎盂腎炎を発症するリスクは非妊娠女性の20〜30倍高く，抗菌薬投与によりそのリスクを21％から4.8％に減らすことができるといわれています[20]．そのため，**妊婦は妊娠早期に最低1回はスクリーニングを受け，尿培養陽性の場合は治療を受けるべきです．**抗菌薬の選択に関しては，まず妊婦に対しては胎児への影響を考慮してβラクタム系薬を選択し，治療期間は3〜7日間です[21]．胎児への安全性という観点からはST合剤（妊娠後期），キノロン系薬，アミノグリコシド系薬は避けます．

❷ 泌尿器科関連の術前予防

泌尿器科処置で粘膜出血を伴う手技は菌血症や敗血症と高率に関連していて，経尿道的前立腺切除の場合，予防抗菌薬投与により術後の細菌尿が26％から9.1％へ，敗血症が

4.4％から0.7％へ減少したといわれています[22]．そのため，経尿道的前立腺切除やその他の粘膜からの出血が予測される泌尿器科的処置の前には細菌尿のスクリーニングと治療を行います．

泌尿器科関連の術前予防としては，βラクタマーゼ阻害薬配合ペニシリン系や第1・2世代セファロスポリン系抗菌薬の24時間以内単回投与が推奨されていますが[23]，低リスク症例においてはキノロン系薬またはST合剤の経口単回投与も選択肢の1つとされています．アレルギーなどでβラクタム系薬が使用できない場合はアミノグリコシド系薬を投与します[24]．

ⓑ 手術開始前1時間以内にセファゾリン1gを投与し，術後48時間までセファゾリン1gを8時間ごとに投与する

周術期感染予防のための抗菌薬

1）予防抗菌薬の目的

予防抗菌薬の目的は，手術部位感染（surgical sile infection：SSI）発症の減少とされており，術中に細菌感染が外因性あるいは内因性に起こることを予防することです．原則として遠隔部位感染は対象とされていません．予防抗菌薬は組織の無菌化を目標にするのではなく，手術中の汚染微生物量を宿主防御機構で十分コントロールできるレベルまで下げるために補助的に使用します[25]．

2）予防抗菌薬の選択基準（表3）

外因性の感染症は皮膚の常在菌や，汚染手術の場合には消化管内の細菌などが原因菌となります．そのため，清潔，準清潔手術の場合，目的とする細菌は表皮の常在細菌であるグラム陽性菌（ブドウ球菌，レンサ球菌）であり，セファゾリンなどの第1世代セファロスポリン系が適切です．消化管内容物による汚染の可能性がある手術では，グラム陰性腸内細菌およびバクテロイデスなどの嫌気性菌を対象として，セフメタゾールなどのセファマイシン系，第2世代セファロスポリン系，βラクタマーゼ阻害薬配合ペニシリン系が適切です．βラクタム系にアレルギーがある場合，グラム陽性菌のみをターゲットとする手術ではクリンダマイシンまたはバンコマイシン，グラム陰性菌も考慮する手術ではクリンダマイシンまたはバンコマイシンとアミノグリコシド系薬，キノロン系薬またはアズトレオナムとの併用，嫌気性菌も考慮する手術ではさらにメトロニダゾールの併用を選択します[26]．

表3　手術別の術中汚染菌と予防抗菌薬の選択

1．皮膚常在菌のみを予防抗菌薬のターゲットとする手術			
領域	臓器	ターゲットとする皮膚常在菌※1	主な予防抗菌薬
心血管外科	心臓，血管	黄色ブドウ球菌，連鎖球菌	CEZ，SBT/ABPCなど
一般外科	乳腺，ヘルニア（鼠径など），脾		
整形外科	骨，関節，筋		
脳神経外科	脳，神経		
眼科	眼，眼付属器（涙道を除く）		
2．皮膚常在菌に加え，臓器特有の常在菌を予防抗菌薬のターゲットとする手術			
領域	臓器	ターゲットとする臓器特有の常在菌※1	主な予防抗菌薬
消化器外科（消化管），泌尿器科（消化管利用）	上部消化管（食道，胃，空腸）	大腸菌，肺炎桿菌	CEZなど
	下部消化管（回腸，結腸，直腸，肛門）	*Bacteroides fragilis*（*B. fragilis*）グループ，腸内細菌科細菌	CMZ，FMOX，CEZ+MNZなど
耳鼻咽喉科（口腔を開放），口腔外科	口腔，咽頭，喉頭	口腔内嫌気性菌，連鎖球菌	SBT/ABPC，CMZ，FMOXなど
耳鼻咽喉科（口腔を開放しない）	耳，鼻	黄色ブドウ球菌，連鎖球菌	CEZなど
婦人科	腟・子宮	*B. fragilis*グループ，腸内細菌科細菌	CMZ，FMOX，CEZ+MNZなど
眼科	涙道	黄色ブドウ球菌，連鎖球菌	CEZなど
3．臓器には常在菌は存在しないが，隣接する消化管（口腔・咽頭，十二指腸，小腸，大腸）の常在菌※2を予防抗菌薬のターゲットとする手術			
領域	臓器	隣接する消化管の常在菌	主な予防抗菌薬
泌尿器	尿道，膀胱，尿管，腎，前立腺	腸内細菌科細菌	CEZ，CTM，SBT/ABPC，アミノグリコシド系薬など
消化器外科（肝胆膵）	肝，胆嚢，胆管，膵	腸内細菌科細菌	CEZ，CTMなど
胸部外科（気道が胸腔内で開放される場合）	肺，気管	口腔内嫌気性菌，連鎖球菌	SBT/ABPCなど

※1 皮膚ではコアグラーゼ陰性ブドウ球菌，下部消化管では腸球菌が主な常在菌の1つであるが，予防抗菌薬によるカバーは行わない．
※2 ①隣接消化管常在菌による術前からの尿路（尿），前立腺，胆道（胆汁）へのcolonizationの可能性や，②当該手術の術中操作において隣接消化管常在菌が術中汚染菌となる可能性．
CEZ：セファゾリン，SBT/ABPC：アンピシリン・スルバクタム，CMZ：セフメタゾール，
FMOX：フロモキセフ，MNZ：メトロニダゾール，CTM：セフォチアム
文献26より引用．

3）投与量と投与期間

予防抗菌薬といっても投与量としては治療量を用います．投与期間としては，**まず手術がはじまる時点で十分な殺菌作用を示す血中濃度，組織中濃度が必要であることから切開の1時間前以内に投与を開始します**[27]．SSIは術中における細菌による汚染が原因であることから，長時間手術の場合には術中の追加再投与が必要となります．一般に半減期の2倍の間隔での再投与が行われ，セファゾリンでは3～4時間ごと，その他の抗菌薬はその

半減期を参考に再投与を行う必要があります[28, 29]．術後数時間にわたり適切な抗菌薬濃度が維持されれば術後の投与は必要ないとする報告が多く，実際多くのRCTやメタ解析で術前1回投与は，より長期投与と比較しSSI発症率において非劣性が証明されています[30]．しかし，わが国のガイドラインではこの術前1回投与（長時間手術では術中再投与）の適応となる術式はSSIが比較的低率な術式に限定されており，術後24時間以内の投与が勧められています[26]．また，心臓手術においては，48時間を超える予防抗菌薬使用は耐性菌による周術期感染のリスクとなることが知られており推奨されていない[31, 32]ため，“念のため”などとして長期投与することはやめましょう．

おわりに

ヒトと微生物との戦いの歴史のなかで，これまで抗菌薬が果たしてきた役割はとてつもなく大きなものです．今回は抗菌薬の適正使用について取り上げましたが，抗菌薬に対する耐性菌という問題に立ち向かっていくためには，われわれ1人1人が意識を高め，日々の臨床において抗菌薬を正しく処方するという信念をもち続ける必要があると考えています．

引用文献

1）厚生労働省健康局結核感染症課：抗微生物薬適正使用の手引き 第一版．2017
http://www.mhlw.go.jp/file/06-Seisakujouhou-10900000-Kenkoukyoku/0000166612.pdf

2）Gonzales R, et al：Principles of appropriate antibiotic use for treatment of acute respiratory tract infections in adults：background, specific aims, and methods. Ann Intern Med, 134：479-486, 2001

3）田坂佳千：“かぜ”症候群の病型と鑑別疾患．「特集 症例とQ＆Aで学ぶ かぜ症候群の診療」，今月の治療，13：17-21，2005

4）Gwaltney JM Jr, et al：Rhinovirus infections in an industrial population. Ⅱ. Characteristics of illness and antibody response. JAMA, 202：494-500, 1967

5）Kenealy T & Arroll B：Antibiotics for the common cold and acute purulent rhinitis. Cochrane Database Syst Rev, 6：CD000247, 2013

6）Meropol SB, et al：Risks and benefits associated with antibiotic use for acute respiratory infections：a cohort study. Ann Fam Med, 11：165-172, 2013

7）日本鼻科学会：急性鼻副鼻腔炎診療ガイドライン 2010年版（追補版）．日本鼻科学会誌，53：103-160，2014

8）Berg O, et al：Occurrence of asymptomatic sinusitis in common cold and other acute ENT-infections. Rhinology, 24：223-225, 1986

9）Lemiengre MB, et al：Antibiotics for clinically diagnosed acute rhinosinusitis in adults. Cochrane Database Syst Rev, 10：CD006089, 2012

10）Harris AM, et al：Appropriate Antibiotic Use for Acute Respiratory Tract Infection in Adults：Advice for High-Value Care From the American College of Physicians and the Centers for Disease Control and Prevention. Ann Intern Med, 164：425-434, 2016

11）Williamson IG, et al：Antibiotics and topical nasal steroid for treatment of acute maxillary sinusitis：a randomized controlled trial. JAMA, 298：2487-2496, 2007

12）Rosenfeld RM, et al：Clinical practice guideline（update）：adult sinusitis. Otolaryngol Head Neck Surg, 152：S1-S39, 2015

13）「Harrison's Principles of Internal Medicine, 19th ed.」（Kasper DL, et al, eds.），McGraw-Hill Professional, 2015

14）JAID/JSC 感染症治療ガイド・ガイドライン作成委員会 腸管感染症ワーキンググループ：JAID/JSC 感染症治療ガイドライン2015—腸管感染症—．感染症学雑誌，90：31-65，2016

15) Guerrant RL, et al：Practice guidelines for the management of infectious diarrhea. Clin Infect Dis, 32：331-351, 2001

16) Ternhag A, et al：A meta-analysis on the effects of antibiotic treatment on duration of symptoms caused by infection with *Campylobacter* species. Clin Infect Dis, 44：696-700, 2007

17) DuPont HL：Clinical practice. Bacterial diarrhea. N Engl J Med, 361：1560-1569, 2009

18) Nicolle LE, et al：Infectious Diseases Society of America guidelines for the diagnosis and treatment of asymptomatic bacteriuria in adults. Clin Infect Dis, 40：643-654, 2005

19) Hoberman A, et al：Antimicrobial prophylaxis for children with vesicoureteral reflux. N Engl J Med, 370：2367-2376, 2014

20) Smaill FM & Vazquez JC：Antibiotics for asymptomatic bacteriuria in pregnancy. Cochrane Database Syst Rev, 8：CD000490, 2015

21) JAID/JSC感染症治療ガイド・ガイドライン作成委員会 尿路感染症・男性性器感染症ワーキンググループ：JAID/JSC感染症治療ガイドライン2015―尿路感染症・男性性器感染症―．日本化学療法学会雑誌，64：1-30，2016

22) Berry A & Barratt A：Prophylactic antibiotic use in transurethral prostatic resection：a meta-analysis. J Urol, 167：571-577, 2002

23) Togo Y, et al：Antimicrobial prophylaxis to prevent perioperative infection in urological surgery：a multicenter study. J Infect Chemother, 19：1093-1101, 2013

24)「泌尿器科領域における周術期感染予防ガイドライン2015」（日本泌尿器科学会/編），メディカルレビュー社，2015

25) Mangram AJ, et al：Guideline for prevention of surgical site infection, 1999. Hospital Infection Control Practices Advisory Committee. Infect Control Hosp Epidemiol, 20：250-278, 1999

26) 術後感染予防抗菌薬適正使用に関するガイドライン作成委員会：術後感染予防抗菌薬適正使用のための実践ガイドライン．日本化学療法学会雑誌，64：153-232，2016

27) Steinberg JP, et al：Timing of antimicrobial prophylaxis and the risk of surgical site infections：results from the Trial to Reduce Antimicrobial Prophylaxis Errors. Ann Surg, 250：10-16, 2009

28) Bratzler DW, et al：Clinical practice guidelines for antimicrobial prophylaxis in surgery. Am J Health Syst Pharm, 70：195-283, 2013

29) Riggi G, et al：Improving compliance with timely intraoperative redosing of antimicrobials in surgical prophylaxis. Infect Control Hosp Epidemiol, 35：1236-1240, 2014

30) Nelson RL, et al：Antimicrobial prophylaxis for colorectal surgery. Cochrane Database Syst Rev, 5：CD001181, 2014

31) Lador A, et al：Antibiotic prophylaxis in cardiac surgery：systematic review and meta-analysis. J Antimicrob Chemother, 67：541-550, 2012

32) Harbarth S, et al：Prolonged antibiotic prophylaxis after cardiovascular surgery and its effect on surgical site infections and antimicrobial resistance. Circulation, 101：2916-2921, 2000

8

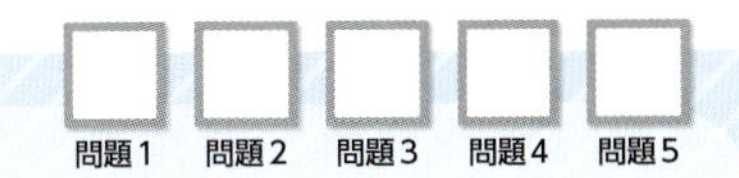

【診断のためのアプローチ①】

市中の発熱へのアプローチ：感染症と身体所見

野溝崇史，和足孝之

はじめに

どこの病院でも発熱＋αの主訴の患者さんが来ない日はないのではないかというくらい，発熱はスーパーコモンな病態です．もちろん発熱＝感染症とは限らないのですが，市中病院での発熱患者の原因で最も多いものは圧倒的に感染症です．

感染症診療では，① 患者因子，② 感染臓器，③ 原因微生物の3つを考えながら診察を進めていくことが鉄則です．発熱患者が来たら熱源検索のために発熱以外の＋αの症状を確認し，それに応じて身体所見を確認していきます．感染症診療以外でも言えることですが，身体所見は鑑別診断を考えて狙ってとりにいかないと意味がなく，そのためには適切な病歴聴取が欠かせません．症状と病歴から鑑別診断を想定しながら確認していく作業が身体診察です．身体診察は上級医から指導してもらうことが少ない場合（そういう文化が乏しい環境の場合），慣れていないと難しく感じると思いますが，今や良書やYouTubeでも適切な情報が手に入ります．タダで非侵襲であり，いろいろな角度から身体診察の技を繰り出すことでドンドンと検査後確率を高めていくことができますので医師として早い段階で身につけてしまえば必ず一生役に立ちます．本稿では市中発症の発熱について，身体診察で重要かつ診るべきポイントについて述べていきます．

問題1

Q 以下の症例で一番重症と思われる患者はどれか？

ⓐ25歳男性．体温39.8℃，呼吸数14回/分．
鼻水と咳嗽と咽頭痛と全身の関節痛がある．

ⓑ60歳女性．体温38.7℃，呼吸数16回/分．
春だがコートを着ないと寒気がする．

ⓒ38歳男性．体温35.1℃，呼吸数28回/分．
意識GCS E3V4M6，ぼーっとして何となくおかしい．

ⓓ80歳女性．体温38.3℃，呼吸数20回/分．
先ほど食事を全部食べた．熱以外普段と変わりない．

問題2

Q 以下のなかで正しいものはどれか？ すべて選べ．

ⓐ細菌性咽頭炎と伝染性単核球症の鑑別には口蓋の点状出血が有用である．

ⓑ嚥下できないほどの咽頭痛で声も普段と違って息苦しそうな患者さん，採血だけしたところCRPが2.0 mg/dLだったので重症ではないと判断して帰宅させた．

ⓒ冬場，特に既往のない若年男性が急性発症の上気道症状＋発熱で来院．咽頭後壁にイクラのようなものがみえるが，迅速検査は陰性だったのでインフルエンザは否定した．

ⓓ急性副鼻腔炎では副鼻腔の叩打痛が必発である．

問題3

Q 以下のなかで正しいものはどれか？ すべて選べ．

ⓐcracklesは細菌性肺炎の診断における精度がよい．

ⓑ高齢者の肺炎では頻呼吸をきたしにくい．

ⓒ肝膿瘍では右季肋部叩打痛がよくみられる．

ⓓCVA叩打痛がなければ腎盂腎炎の可能性は低い．

ⓔ前立腺の圧痛がなくても前立腺炎のことがある．

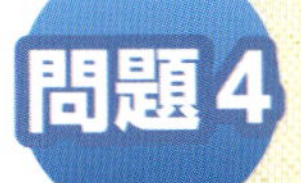

Q 以下のなかで正しいものはどれか？ すべて選べ.

ⓐ丹毒の方が蜂窩織炎よりも全身症状が強い.

ⓑ脊椎炎では脊椎叩打痛が必発である.

ⓒ感染性心内膜炎ではOsler結節，Janeway病変，眼瞼点状出血が必発である.

ⓓCVポートの入っている患者さんが発熱した．ポート刺入部の炎症所見がないので，カテーテル関連血流感染症の可能性は低い.

問題5

Q 熱源のハッキリしない発熱の鑑別に含まれないものはどれか？ すべて選べ.

ⓐ感染性心内膜炎　ⓑ化膿性胆管炎　ⓒ急性腎盂腎炎

ⓓカンピロバクター腸炎　ⓔ化膿性関節炎

ⓒ38歳男性．体温35.1℃，呼吸数28回/分．意識GCS E3V4M6，ぼーっとして何となくおかしい．

発熱患者での注目ポイント

低体温，qSOFA 2点で傾眠傾向．実は，この患者さんは肺炎球菌による細菌性髄膜炎でした．

1) 重症度を見極める

発熱患者が来たら，まずはその重症度の見極めが大事です．はじめに一見した全身状態（general appearance）を評価しましょう．全身状態が明らかに悪い人はやはり入院となることが多いとされます．体温は高ければ必ずしも重症というわけではなく，むしろ敗血症患者では，体温が正常範囲内の患者群よりも高体温の方が予後がよかったとの報告や，高体温よりも低体温の方が予後が悪かったなどの報告が多数あります．

また高齢の患者さんでは発熱を起こす能力が低下しており，高齢者は若年者に比べて平熱が低いです．なので，高齢者では重症感染症であっても微熱程度の発熱しか呈さないことがよくあります．高齢者の場合は38.3℃以上を発熱とするよりも，平熱から1.3℃以上の上昇を発熱とした方が感染症に対しての感度は高いとの報告もありますので，普段の体温との比較も大切です[1)]．

2) 有用な身体所見

発熱患者さんでは悪寒戦慄の有無を確認しましょう．悪寒にも種類があって，mild chill（上着を必要とする悪寒），moderate chill（毛布を必要とする悪寒），shaking chill（毛布をかぶっても全身性の震えがある悪寒）と定義されており，それぞれ菌血症の相対危険度が1.8倍，4.1倍，12.1倍となっております[2)]．また，身体所見ではありませんが食事量の確認も大事です．食事がとれていれば菌血症ではないことが多いとされます[3)]．

3) 呼吸数は必ずチェック！

バイタルサインのなかでも特に呼吸数は重要ですが測定されていないことも多いです．頻呼吸は重症感染症の徴候なので，絶対測定する習慣をつけましょう．モニター上に呼吸数が表示されている場合もありますが，チェーンストークス呼吸など回数が一定でない場合も多く，また正確性に欠けるので自分で測定する癖をぜひつけましょう．

4) qSOFAのメリット・デメリット

非ICUのセッティングで感染症を疑う患者の敗血症のスクリーニングにはqSOFAが簡便で有用です．呼吸数，意識レベル，血圧の3項目でスクリーニングし，2項目以上陽性

表1　qSOFA

呼吸数≧22回/分
意識レベルの低下
収縮期血圧≦100 mmHg
2つ以上満たせば敗血症疑い

文献4より引用.

の場合は敗血症を疑いさらなる精査を迅速にしていきましょう（**表1**）．一方でqSOFAは，敗血症による死亡予測精度として感度61％，特異度72％とスクリーニングにしては感度が不十分な報告もあります[5]．ですので，あまりqSOFAのみを信頼しすぎずに病歴と身体所見からいろいろな情報を総合的に判断することが重要です．

問題2 解答

ⓐ細菌性咽頭炎と伝染性単核球症の鑑別には口蓋の点状出血が有用である．

問題3 解答

ⓔ前立腺の圧痛がなくても前立腺炎のことがある．

問題4 解答

ⓐ丹毒の方が蜂窩織炎よりも全身症状が強い．

問題5 解答

ⓔ化膿性関節炎

診断に役立つ「発熱＋α」10連発！

現在ICD10に登録されている疾患名だけでも1万を超えており，「発熱」のキーワードだけで考えようとすると数百個以上の鑑別となってしまいます．忙しい病棟，外来，救急現場などで効率よく診断していくためには＋αの症状と病歴・身体所見から情報を徹底的に集めて，診断を絞り込んでいく姿勢が重要です．

抗菌薬の使用を検討するときに大事な細菌性とウイルス性の鑑別ですが，細菌感染であ

れば1つの臓器に症状が集約される傾向があるのに対して，ウイルス感染では症状が多臓器・全身性に及ぶことが特徴的です．細菌性の感染症は基本的に単一臓器の感染であるとされ，その感染臓器に特異的な身体所見を見つけに，あるいは除外しにいく姿勢が重要です．やみくもにすべての身体所見をとりに行くのではなく，その＋αの症状からあげた鑑別疾患に応じた身体診察のフレームを自分なりにもちさえすれば，一生涯発熱疾患を恐れずに診ることができるようになると思います．

ここでは身体診察から感染症に迫るために，① 中枢神経，② 上気道，③ 下気道，④ 消化管，⑤ 肝胆道系，⑥ 尿路，⑦ 皮膚軟部組織・関節，⑧ 心血管系・血流感染，⑨ 生殖器，⑩ ＋αのない感染症に分類し，それに応じて実臨床で役に立つ身体所見を確認しています．それぞれのシステム別の鑑別疾患と，確認すべき身体所見，身体所見のとり方のコツとピットフォール等を以下に述べます．

1）中枢神経

● 髄膜炎を疑ったときの身体診察

Jolt accentuationは2〜3秒に1回の振幅で首をブンブン左右に振って頭痛の増悪を確認します．髄膜炎診断における感度は報告によりさまざまですが，発熱と頭痛があり意識清明かつ神経所見のない患者さんでは髄膜炎を除外する1つの判断材料になります[6)]．

有名な項部硬直・Kernig徴候・Brudzinski徴候の感度はそれぞれ30％，5％，5％[7)]ととても低く，髄膜炎の除外には全く使えませんが，あれば診断の絞り込みに有用です．

2）上気道

❶ 風邪を風邪と診断するために

いわゆる風邪はウイルス感染です．風邪を風邪と診断するためには，鼻汁・咳・咽頭痛が同程度同期間に発症していることが重要です．詳しくは参考文献の素晴らしい本を参照していただければと思います[8, 9)]．

❷ 咽頭の観察とインフルエンザ濾胞

咽頭の観察には舌圧子を使用することが多いですが，それでも見にくいときは患者さんに「あーっ」と声を出してもらったり，口で大きく息を吸ってもらうと口蓋垂が上がり観察しやすくなります．

インフルエンザ流行期には，発症早期からみられる咽頭後壁のイクラのようなリンパ濾胞が診断に特異的との日本からの報告があります[10)]．ほかのウイルス性疾患でも似たような濾胞がみられますが，インフルエンザではそれぞれの濾胞が孤立して境界明瞭であり，濾胞の緊満感があり，周囲よりも赤いイクラのような色が特徴的です．とても有用な所見ですが，クリニカルセッティングが異なれば（非インフルエンザ流行期など）論文の数字を鵜呑みにはできません．特に高齢者ではインフルエンザ濾胞（様）があってもほかの細菌性感染であったというケースがありますので注意が必要です．今後日本からドンドンとエビデンスが出ることを期待します（**問題2・ⓒ**は誤り）．

❸ 細菌性咽頭炎と伝染性単核球症の鑑別

咽頭痛，扁桃腫大・白苔付着，頸部リンパ節腫脹といえば細菌性咽頭炎ですが，いつも悩む鑑別疾患に伝染性単核球症による咽頭炎があります．身体所見での鑑別として，細菌性咽頭炎による白苔はポツポツと付着していますが，伝染性単核球症による白苔はベターッと扁桃全体を覆っています．ほかには口蓋の点状出血，眼瞼浮腫，後頸部リンパ節腫脹（圧痛は少ない），脾腫は伝染性単核球症を疑うキッカケになります（**問題2・ⓐ**は正）．ちなみにEBウイルスで有名なキス歴は，潜伏期が30〜50日程度であることや，唾液を介した感染であり経路はキスだけとは限らないということに注意が必要です．

❹ killer throatを除外しよう

咽頭痛の患者の診察ではkiller throatと呼ばれる致死性疾患の除外が必須です．これらには急性喉頭蓋炎，扁桃周囲膿瘍，咽後膿瘍，Lemierre症候群，Ludwig's anginaが含まれます．身体診察のみでの正確な診断は困難で，疑ったら迷わず造影CTを施行します．レッドフラグの症状として，飲み込みができないほどの強い嚥下時痛・嚥下困難，開口困難，声の変化，呼吸苦，喘鳴，頸部腫脹がみられたときは注意しましょう（**問題2・ⓑ**は誤り）．

❺ 歯も忘れずに

発熱患者では歯の疾患が熱源となることもあります．また口腔内衛生は嫌気性菌による感染症，誤嚥性肺炎，肺膿瘍との関連も深いのでしっかりと歯も確認しましょう．

❻ 急性副鼻腔炎での有用な情報

細菌性副鼻腔炎も症例によっては抗菌薬適応になる疾患です．副鼻腔叩打痛は有名ですが，実際はそこまでの圧痛はなく重い感じがする程度なことが多い印象です（**問題2・ⓓ**は誤り）．診断に有用な情報として「風邪が治らない．または悪くなった」という二峰性の病歴があります．また，耳鏡は非常に有用なツールであり，鼻粘膜の観察，膿性鼻汁排液の確認ができるだけでなく，暗所で上顎洞に光をあて透過性を評価するtrans illumination testも確認できます．

3）下気道

❶ 肺炎をいかに除外するか？

発熱＋喀痰・咳嗽患者では肺炎を疑います．下気道感染症は重篤化する肺炎をいかに除外するかがポイントです．cracklesそれ自体は肺炎診断に陽性尤度比1.6〜2.7，陰性尤度比0.6〜0.9とあまり役に立たない精度の報告[11)]ですが（**問題3・ⓐ**は誤り），それでも簡単にとれてX線とは違った多くの情報が得られますのでしっかり聴取しましょう．

聴診はできるだけ坐位で，難しければ側臥位で聴取することが大事です．肌に直接しっかりと聴診器を固定して，衣服との接触や騒音を避けて，聴診器に入りうる雑音を極力なくす努力が必要です．また深呼吸してもらうことで副雑音が増強されて聴取しやすくなる

表2　cracklesのタイミングと鑑別

cracklesの種類	タイミング（吸気時）	病変部位	疾患
early inspiratory crackles	パラパラッと	細気管支	肺気腫
early to mid inspiratory crackles		気管支	気管支炎・気管支拡張症
holo inspiratory crackles		肺胞	肺炎・肺水腫
late inspiratory crackles		間質	間質性肺炎

ので，聴診する場合は必ず深呼吸させるとよいです．

❷ cracklesのとらえ方

cracklesは聴取したら聞こえるタイミングを確認しましょう．coarse crackles，fine cracklesと表現するよりも客観的ですし，解剖学的に肺のどこが障害されているのかも推察できます（**表2**）．

高齢者では肺炎でも発熱が起きにくく，深呼吸もしにくく，cracklesも聴取しにくい一方で，生理的にcracklesを聴取することも多いです．またX線も感度が32〜65％程度と低いために高齢者の肺炎診断はときに難しいことがあります．しかし頻呼吸は高齢者でも出やすい所見ですので，頻呼吸があるときは肺炎を疑って精査を進めましょう[12)]（**問題3・ⓑ**は誤り）．

❸ ヤギ音

ヤギ音は肺炎診断に特異度が高いことで有名ですが，実際に判断するのは難しく慣れないとよくわかりません．患者さんに「イー」と言ってもらうと聴診上「エー」と聞こえるE to A changeが有名です．実際に典型的なE to A changeを聞き分けるのは難しいですが，肺での響き方の左右差を確認し気がつくこともあります．

❹ 気管支呼吸音化

通常中枢の気管では吸気呼気両方とも呼吸音が聴取されますが，末梢の肺胞では吸気のみしか聞こえません（肺胞呼吸音）．局所的な炎症が起こると，肺野末梢においても吸気呼気ともに呼吸音を聴取することがあります，これを気管支呼吸音化といい，陽性尤度比3.3とそこそこ診断に有用です．これも左右差が大事なので，注意して左右差を確認しましょう[13]．

4）消化管

❶ 安易に胃腸炎と診断しない

外来で圧倒的に多いのは急性ウイルス性胃腸炎ですが，この安易な診断に飛びついてはいけません．最も誤診に結びつきやすい診断とされており，嘔気嘔吐，腹痛，水様便が揃わない場合に，胃腸炎の確定診断をつけるのはやめましょう．

❷ 腹腔内膿瘍を探す

腹腔内膿瘍は場所により症状や所見が出ないことが多い疾患です．炎症部位を機械的に動かすイメージで，圧痛や労作時の増悪を丁寧に探す姿勢が大事です．

5）肝胆道系

❶ 胆囊炎で有用な身体所見

胆囊炎はMurphy徴候が有名ですが，Murphy徴候の感度特異度に対して肝叩打痛の方が感度60％，特異度85％とMurphy徴候よりも診断に有用という報告があります[14]．肝叩打痛は軽度のことも多いので左右差を確認しましょう．

❷ 所見の出にくい肝胆道系感染症

胆管炎は身体所見が出にくい感染症であり，敗血症になりやすく重篤化しやすい疾患の1つです．採血をしないとわからないことが多いので，熱源がハッキリせず菌血症を疑う人は採血で確認します．

肝膿瘍も症状が出にくい感染症ですが，肝叩打痛があれば診断を絞りやすくなります（**問題3・ⓒ**は誤り）．

6）尿路

❶ 実は難しい尿路感染症

尿路感染症は尿検査で簡単にわかるので見逃しも少ないのですが，高齢者では無症候性細菌尿も多いために診断はとても難しいです．感染症のバイブルである「レジデントのための感染症診療マニュアル」[15]にも“尿路感染症は，一見簡単な感染症のようでありながら，実はほかの部位の感染症を除外しながら診療することを求められる総合内科的疾患である”と記載されています．

❷ 膀胱炎は既往をチェック

膀胱炎は身体所見よりも症状・病歴の確認が大事です．膀胱炎の既往があった患者に今回も膀胱炎かと尋ねると診断精度がよい（陽性適中率84％）という報告もあります[16]．

❸ CVA叩打痛のピットフォール

腎盂腎炎で有名なCVA叩打痛は陽性尤度比1.7，陰性尤度比0.9[17]とあまり有用でないといわれています（**問題3・ⓓ**は誤り）．CVA叩打痛も痛みではなく重だるさのことが多く，全力で左右差がないかを確認することが大事です．叩き方も大事で力が強かったり，直接叩打すると偽陽性が増えるので，まずはtappingで叩きましょう．

❹ 前立腺の圧痛を確認せよ

前立腺炎は見逃しの多い感染症の1つです．前立腺の圧痛を確認することなしに診断は困難です．困ったことに圧痛はないこともあるために注意が必要です[18]（**問題3・ⓔ**は正）．前立腺炎の前立腺の硬さは力を入れない母指球のようなフニフニ感といわれていますが，個人的には水を染み込ませた硬めのスポンジのような硬さだと思っています．前立腺炎の患者さんでは「アウッ」と著明に痛がることが多く，また触りすぎると菌血症のリスクになるために何事も過不足なくが重要です．

7）皮膚軟部組織・関節

❶ 皮膚所見は大きな手がかり

皮疹は患者自身が気がついていないことも多いですが，発熱患者に皮疹を見つければ一気に診断につながることもあります．

丹毒は真皮まで，蜂窩織炎はより深い真皮・皮下組織までの炎症です．鑑別としては丹毒は周囲と境界明瞭になることや，丹毒の方が発熱・悪寒戦慄といった全身症状を伴いやすく，急激な経過をとりやすいことが特徴です（**問題4・ⓐ**は正）．蜂窩織炎では局所の所見が丹毒と比較してゆっくりと進行していくことが多いです．

❷ 関節の痛みを区別する

関節痛の訴えがあれば本当に関節の痛みなのか，それとも関節周囲の痛みなのかの区別が大事です．そのためには他動時痛を確認し，他動時にも痛みが増強すれば関節痛の疑いが強くなります．発熱＋単関節炎では化膿性関節炎との鑑別が問題になります．発熱，熱感，腫脹があればためらわずに穿刺してください．

❸ 脊椎叩打痛のピットフォール

化膿性脊椎炎では叩打痛，圧痛を脊椎一つひとつ丁寧に確認することが大事です．しかし，自発痛はあるものの，叩打痛を訴えないこともあるので注意が必要です（**問題4・ⓑ**は誤り）．

表3 感染性心内膜炎の末梢塞栓症状

爪下線状出血	外傷性に出ることも多い．近位部にあるほど感染性心内膜炎の可能性は高くなる．見えにくいことも多いので指の腹からペンライトを当てて観察
Janeway病変	指先，手掌・足底．無痛性の数mm程度の出血斑
Osler結節	指先，手掌・足底．有痛性の血管炎．疼痛に先行して出現することもあったり，数時間で消えたりすることもある
Palpable purpura	盛り上がりのある紫斑も感染性心内膜炎が鑑別になる
眼瞼結膜点状出血	報告によっては感染性心内膜炎の末梢塞栓症状のなかでもよくみられる所見
眼底Roth斑	稀な所見だが特異度は高い
口腔内粘膜点状出血	あまり有名ではないが，口のなかも確認しよう

8）心血管系・血流感染

❶ 感染性心内膜炎の有用な所見

まだ日本に血液培養をちゃんと提出する文化が乏しかった頃は，感染性心内膜炎は幻の疾患といわれており，見逃されている感染症の代表例でした．進行するまで臓器特異的な症状が出にくいため診断が困難なことがよくあります．疑った場合には心雑音といわゆるperipheral sign（末梢塞栓症状）を徹底的に探しにいくことが重要です（**表3**）．感染性心内膜炎におけるこれらの所見は有名ですが，感度特異度は低いとされます[19)]（**問題4・ⓒ**は誤り）．しかし，この陽性率の低さは全力で探していないことが原因であるかもしれません．特に点状出血は報告によってはよくみられることもあるので爪や指，耳朶，口腔粘膜，眼瞼結膜，眼底等をペンライトと眼底鏡を用いて確認しましょう[20)]．

❷ 心筋炎は常に念頭に

心筋炎は見逃してはいけないですが，見逃しやすい感染症の1つです．発熱と胸部の症状がある場合だけでなく，重症感や倦怠感の強い発熱患者で熱源のフォーカスがハッキリしないときは心電図を確認する癖をつけましょう．急性上気道炎・インフルエンザ・急性胃腸炎症状で発症し，呼吸苦，胸痛，低血圧，頻脈などの症状が続くのがこの疾患の典型的な臨床像ですが，認められないことも多いです．疑って心電図・採血・エコーを施行しなければ診断できないことも多いため，熱源のハッキリしない重症感のある患者さんでは，常に頭の片隅には置いておく鑑別疾患です．

❸ カテーテル関連血流感染症

CVカテーテル留置中の患者さんが発熱した場合は常にカテーテル関連血流感染症を疑いましょう．刺入部の炎症所見の感度0～3％・特異度98％（±LRはほぼ1）と感度がかなり低いため，発赤などの所見がなくても否定することはできません[21)]（**問題4・ⓓ**は誤り）．

表4　＋αの症状の乏しい感染症の鑑別疾患

高齢者の肺炎 / 肺膿瘍	各種デバイス感染症
腎盂腎炎 / 腎膿瘍	蜂窩織炎
前立腺炎	子宮留膿腫
胆管炎	歯髄炎
肝膿瘍	急性副鼻腔炎
腸腰筋膿瘍	化膿性脊椎炎
感染性心内膜炎	急性肝炎
感染性大動脈瘤	感染症の初期症状（カンピロバクターなど）
肛門周囲膿瘍	褥瘡感染

9）生殖器

● STDのリスクを確認しよう

性感染症（STD）は何よりもリスクの確認が大事です．病歴聴取では患者さんのプライバシーに配慮しながら，以下の5つのPを確認しましょう．

① Partners：不特定多数か，男性同士か，風俗店での行為があるか
② Protect：STD予防行為としてのコンドームの使用の有無
③ Prevention：避妊行為の有無
④ Past history：STDの既往があるか，パートナーの既往もできれば確認
⑤ Practice：口腔，肛門の使用があるか

若い女性の膀胱炎症状の鑑別には常にSTDを考えましょう．帯下・膣部不快感を確認して，あったら尿路感染症よりもSTDを疑うキッカケになります．

10）＋αのない感染症

患者因子や感染臓器によっては発熱以外の症状の出にくい感染症もあります．熱源がわかっていない敗血症性ショックは死亡率が高いとの報告もありますので，熱源がよくわからないときこそ注意が必要です．特に高齢者と免疫不全患者は症状がはっきりしないことも多いです．**表4**のような疾患は＋αの症状が出にくいので，症状の乏しい発熱ではこれらの疾患の可能性がないか，これまで述べてきた身体診察で診るべきポイントを注意しながら一つひとつ検討していきましょう（**問題5**はⓔが正答）．

引用文献

1）Castle SC, et al：Fever response in elderly nursing home residents：are the older truly colder? J Am Geriatr Soc, 39：853-857, 1991

2）Tokuda Y, et al：The degree of chills for risk of bacteremia in acute febrile illness. Am J Med, 118：1417, 2005

3）Komatsu T, et al：A Simple Algorithm for Predicting Bacteremia Using Food Consumption and Shaking Chills：A Prospective Observational Study. J Hosp Med, 12：510-515, 2017

4）Singer M, et al：The Third International Consensus Definitions for Sepsis and Septic Shock（Sepsis-3）. JAMA, 315：801-810, 2016

5）Fernando SM, et al：Prognostic Accuracy of the Quick Sequential Organ Failure Assessment for Mortality in Patients With Suspected Infection：A Systematic Review and Meta-analysis. Ann Intern Med, 168：266-275, 2018

6）Tamune H, et al：Does This Adult Patient With Jolt Accentuation of Headache Have Acute Meningitis? Headache, 2018

7）Thomas KE, et al：The diagnostic accuracy of Kernig's sign, Brudzinski's sign, and nuchal rigidity in adults with suspected meningitis. Clin Infect Dis, 35：46-52, 2002

8）「かぜ診療マニュアル 第2版」（山本舜悟/編著），日本医事新報社，2017

9）「誰も教えてくれなかった「風邪」の診かた」（岸田直樹/著），医学書院，2012

10）Miyamoto A & Watanabe S：Posterior Pharyngeal Wall Follicles as Early Diagnostic Marker for Seasonal and Novel Influenza. General Medicine, 12：51-60, 2011

11）Metlay JP & Fine MJ：Testing strategies in the initial management of patients with community-acquired pneumonia. Ann Intern Med, 138：109-118, 2003

12）Kelly E, et al：Community-acquired pneumonia in older patients：does age influence systemic cytokine levels in community-acquired pneumonia? Respirology, 14：210-216, 2009

13）Heckerling PS, et al：Clinical prediction rule for pulmonary infiltrates. Ann Intern Med, 113：664-670, 1990

14）Ueda T & Ishida E：Indirect Fist Percussion of the Liver Is a More Sensitive Technique for Detecting Hepatobiliary Infections than Murphy's Sign. Curr Gerontol Geriatr Res, 2015：431638, 2015

15）「レジデントのための感染症診療マニュアル 第3版」（青木 眞/著），医学書院，2015

16）Gupta K, et al：Patient-initiated treatment of uncomplicated recurrent urinary tract infections in young women. Ann Intern Med, 135：9-16, 2001

17）Bent S, et al：Does this woman have an acute uncomplicated urinary tract infection? JAMA, 287：2701-2710, 2002

18）Etienne M, et al：Acute bacterial prostatitis：heterogeneity in diagnostic criteria and management. Retrospective multicentric analysis of 371 patients diagnosed with acute prostatitis. BMC Infect Dis, 8：12, 2008

19）Murdoch DR, et al：Clinical presentation, etiology, and outcome of infective endocarditis in the 21st century：the International Collaboration on Endocarditis-Prospective Cohort Study. Arch Intern Med, 169：463-473, 2009

20）Hase R, et al：Profile of infective endocarditis at a tertiary-care hospital in Japan over a 14-year period：characteristics, outcome and predictors for in-hospital mortality. Int J Infect Dis, 33：62-66, 2015

21）Safdar N & Maki DG：Inflammation at the insertion site is not predictive of catheter-related bloodstream infection with short-term, noncuffed central venous catheters. Crit Care Med, 30：2632-2635, 2002

9

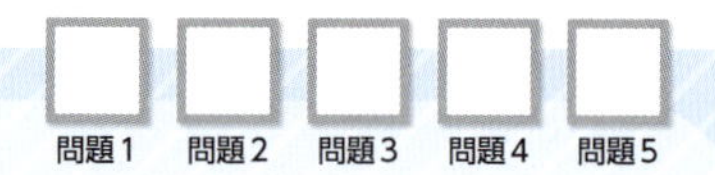

【診断のためのアプローチ②】
POCT, 血液培養, CRPとプロカルシトニン

古谷賢人，伊東直哉

はじめに

感染症領域では多くの検査を利用することが可能ですが，臨床現場では間違った使い方や間違った解釈がされているケースがしばしば見受けられます．

本稿では，感染症診療において使用される頻度が高い尿中肺炎球菌抗原や尿中レジオネラ抗原といったPOCT（point of care testing：被検者の傍らで行い結果をすみやかに診療に活かす検査），血液培養，そしてバイオマーカーであるCRP・プロカルシトニンについて解説します．

問題1 67歳男性．来院4日前から38℃の発熱と咳嗽があり，来院当日に39℃の発熱と悪寒を認め外来受診した．来院7日前に温泉に行っていた．意識は清明，血圧124/68 mmHg，脈拍80回/分，呼吸回数24回/分，SpO_2 96％（room air），体温39.2℃．左背部下部にcoarse cracklesを聴取した．胸部単純X線写真で左下肺野に浸潤影がみられた．喀痰グラム染色・培養：Geckler3，尿中肺炎球菌抗原：陰性，尿中レジオネラ抗原：陰性，インフルエンザ迅速診断キット：陰性．初療医は細菌性肺炎を疑い，セフトリアキソン（ロセフィン®）1 g 1日1回で治療を開始した．しかし症状の改善はなく，意識レベルの低下と呼吸状態の悪化を認めた．

Q 最も疑われる疾患は以下のうちどれか？ 1つ選べ．

ⓐ肺炎球菌性肺炎　ⓑモラキセラ肺炎
ⓒインフルエンザ桿菌性肺炎　ⓓレジオネラ肺炎

問題2

80歳女性．施設入所中．脳梗塞発症後，膀胱留置カテーテルが長期間挿入されている．来院当日に39℃の発熱を認めたため当院外来を受診した．診察上，腹部および背部に異常所見を認めなかった．膀胱留置カテーテル交換後の尿で膿尿および多数のグラム陰性桿菌を認めたため，カテーテル関連尿路感染症（CAUTI）の診断で，セフメタゾール（セフメタゾン®）1 g 1日3回の投与を開始した．その後すみやかに解熱したが，入院3日目に来院時に採取した血液培養2セット中1セットからコアグラーゼ陰性ブドウ球菌（CNS）が検出された．

Q 以下のうち対応として正しいものはどれか？ 1つ選べ．

ⓐ血液培養を再検する　ⓑバンコマイシンを投与する
ⓒテイコプラニンを投与する　ⓓダプトマイシンを投与する

問題3

血液培養の好気ボトル，嫌気ボトルからグラム陰性桿菌が検出された．

Q 以下のうち想定すべき菌ではないのはどれか？ 1つ選べ．

ⓐ大腸菌　ⓑ*Enterobacter cloacae*
ⓒ*Citrobacter freundii*　ⓓ緑膿菌

問題4

78歳女性．3日前からの発熱，呼吸困難を主訴に外来受診した．意識は清明，血圧121/66 mmHg，脈拍106回/分，呼吸回数28回/分，体温39.2℃，SpO_2 96％（room air）．右前胸部にcoarse cracklesを聴取した．白血球19,200/μL，BUN 28 mg/dL，Cre 1.2 mg/dL，CRP 18.7 mg/dL．

Q この患者の重症度を評価するうえで最も役に立たないのはどれか？

ⓐ血圧　ⓑBUN　ⓒ呼吸回数　ⓓCRP

Q プロカルシトニンが陰性となる可能性があるのは以下のうちどれか？ 2つ選べ.

ⓐ感染症早期　ⓑ局所の感染　ⓒ重症肺炎　ⓓ細菌性腹膜炎

問題1 解答 ⓓレジオネラ肺炎

尿中レジオネラ抗原検査の落とし穴

問題1の症例で患者の尿中レジオネラ抗原は陰性でしたが，温泉帰り，比較的徐脈，セフトリアキソンが無効といった点から，本症例ではレジオネラ肺炎を考えるべきです．ただし温泉帰りでも肺炎球菌性肺炎が頻度としては高いです．

レジオネラ属は60種類以上あり，70種類以上の血清型があります．ヒトの感染症のほとんどは*Legionella pneumophila*で，さらに15種類以上の血清型に分類されます[1]．

このうち血清型1の頻度が最も高いのですが（約80％）[2]，尿中レジオネラ抗原検査では，血清型1しか検出することができないため，その他のレジオネラ属および血清型1以外の*L. pneumophila*を診断することができません．

したがって，**尿中レジオネラ抗原が陰性だからといってレジオネラ肺炎を否定することはできません**（感度が低い）．ただし尿中レジオネラ抗原の特異度は高いため，レジオネラ肺炎を疑っている症例で陽性であれば，診断を確定することができます（**表1**）．

なお，2011年10月にレジオネラ属菌を広く検出する喀痰など呼吸器検体のLAMP（Loop-Mediated Isothermal Amplification）法を用いたレジオネラ検出試薬キットが保険適用されるようになったため，今後はLAMP法による診断の増加が予想されます．

※尿中肺炎球菌抗原に関しては，「empiric therapyの考え方」（pp.113〜125）も参照してください．

表1　尿中レジオネラ抗原とLAMP法の診断精度

	尿中レジオネラ抗原	LAMP法
検出可能な株	*L. pneumophila* 血清型1	すべてのレジオネラ属と血清型
感度	70〜80％	約90％
特異度	＞99％	100％

文献3〜6より作成．

表2　血液培養から検出されたらコンタミネーションの可能性が高い菌

微生物	コンタミネーションの頻度
プロピオニバクテリウム	100%
コリネバクテリウム	96.2%
バチルス	91.7%
CNS	81.9%

文献7より作成.

ⓐ血液培養を再検する

血液培養のコンタミネーション

問題2の症例はセフメタゾールによる抗菌薬治療でCAUTIは改善していそうですが，入院時の血液培養2セット中1セットでCNSが陽性となっています．このCNSが真の原因微生物なのか，それともコンタミネーションなのかを判断する必要があります．

CNSは通常CAUTIの原因微生物としてはまれであり，本症例でCNSによるCAUTIから菌血症をきたしたとは考えにくい状況です．また，皮膚の常在菌であるCNSはカテーテル関連血流感染症や人工物感染症と関連しますが，本症例では入院時にはそれらのデバイスはなく，CNSの菌血症をきたす可能性は低いと推測されます．したがってコンタミネーションが疑われ，新規に抗菌薬を追加投与する必要性は乏しいと判断されます．そのため，血液培養の再検を行うべきと考えます．

1) 血液培養陽性となった際の菌種ごとの解釈

菌種により血液培養が陽性となった際の解釈方法が異なります．**表2**に血液培養から検出されたらコンタミネーションの可能性が高い菌をお示ししますが，ほとんどは皮膚の常在菌です[7]．一方，肺炎球菌，A群溶血性レンサ球菌，黄色ブドウ球菌，多くのグラム陰性桿菌，カンジダなどの真菌は1セットでも検出されれば真の原因微生物である可能性が高い菌種です[7]．

2) 血液培養陽性となったセット数による解釈

表2のような菌種が血液培養2セット中1セットのみから検出されれば，コンタミネーションの可能性が高まります．ただし，これらの菌種であっても2セット中2セット陽性であれば，真の原因微生物である可能性を考慮しなければなりません．CNSの1つである*Staphylococcus epidermidis*を例にとると，2セット中2セット陽性の場合60%が真の菌血症となります（**表3**）[7]．

表3　*Staphylococcus epidermidis* 陽性例の検討

採取セット数	陽性セット数	真の菌血症	コンタミネーション	判定不能
1	1	0 (0%)	33 (97.1%)	1 (2.9%)
2	1	3 (2.2%)	**129 (94.8%)**	4 (3.0%)
2	2	**18 (60.0%)**	1 (3.3%)	11 (36.7%)
3	1	0 (0%)	2 (100%)	0
3	2	3 (75.0%)	0 (0%)	1 (25%)
3	3	**4 (100%)**	0 (0%)	0 (0%)

文献7より引用.

3）血液培養が陽性になるまでの時間

血液培養が陽性になるまでの時間をTTP（time to positively）と呼びます[8]．一般的に，コンタミネーションでは菌量が少ないためTTPが長く，真の菌血症では菌量が多いためTTPが短くなります[8]．Ruizらは，コンタミネーションと判断された血液培養（CNSやプロピオニバクテリウム属，コリネバクテリウム属が検出）のTTPが20.6時間であったのに対して，真の菌血症（腸内細菌群，CNS，黄色ブドウ球菌，腸球菌，肺炎球菌，カンジダ属が検出）でのTTPは12.7時間であったと報告しています[9]．

4）血液培養の再検

最終的にコンタミネーションかどうかを判断するのは臨床医です．真の原因微生物とコンタミネーションの判別が困難なこともあるため，その際は血液培養の再検を行うことが大切です．

ⓓ緑膿菌

血液培養ボトルの陽性パターンから原因菌を推定する

陽性となった血液培養ボトルのタイプ（好気ボトル・嫌気ボトル）から原因微生物の推定を行うことができます．

細菌は微生物学的に「**通性嫌気性菌**」，「**偏性好気性菌**」，「**偏性嫌気性菌**」の3つに分類されます．通性嫌気性菌は嫌気環境の方が発育しやすいですが，好気環境でも発育が可能です．偏性好気性菌は好気環境のみで，偏性嫌気性菌は嫌気環境のみで発育が可能です．これらの細菌の特徴を用いた，血液培養の陽性パターンと予想される細菌を**表4**に示します．

まれに例外はあるものの，原則としてグラム陰性桿菌が嫌気ボトルから生えた場合には，

表4　血液培養ボトルの陽性パターンと予想される細菌

細菌	血液培養ボトル陽性パターン	
	好気ボトル	嫌気ボトル
【通性嫌気性菌】 ブドウ球菌，レンサ球菌，肺炎球菌，腸球菌，大腸菌，クレブシエラ，セラチア，その他の腸内細菌など	(+)	(−)
	(−)	(+)
	(+)	(+)
【偏性好気性菌】 ミクロコッカス，緑膿菌，*Stenotrophomonas maltophilia*，*Burkholderia cepacia*，アシネトバクターなど	(+)	(−)
【偏性嫌気性菌】 ペプトストレプトコッカス，クロストリジウム，バクテロイデス，プレボテラ，フソバクテリウムなど	(−)	(+)

文献10より引用．

緑膿菌のような偏性好気性菌の可能性は除外されます．一方で，好気ボトルから細菌が生えた場合には偏性嫌気性菌の可能性を否定することができます．

ⓓ CRP

CRPは有用か？

問題4は日本呼吸器学会の成人市中肺炎の重症度分類である**A-DROP**についての知識を問う設問です．A-DROPは年齢，脱水，呼吸不全，意識障害，血圧低下の5項目で設定されていますが，特に**短期死亡の予測**において有用です[11]．**問題4**の答えはCRPですが，上記の通りCRPは項目には含まれていません．

1）重症度マーカーとしてのCRP

重症度マーカーとしてのCRPについては議論があるところですが[12〜14]，**CRP値を重症度マーカーとするのは一般的ではありません**．重症度の評価には，例えば**問題4**のA-DROPといったCRP以外の**重症度とよく相関することが知られている臨床的なスコアリングシステム**を用いるべきです．

2）感染症診断マーカーとしてのCRP

感染症ではCRPが高値をとりやすい傾向はありますが[12, 15〜17]，感染症と非感染症の鑑別のためにCRP値を用いることは推奨されません．

表5　PCT値と敗血症診断

PCT値（ng/mL）	敗血症の判断
<0.05	正常値
<0.5	低リスク
0.5～2.0	中間リスク
>2.0	高リスク

文献20より作成．

表6　細菌感染症の診断におけるPCTの偽陽性と偽陰性

偽陽性	・新生児 ・急性呼吸促迫症候群 ・熱帯熱マラリアの急性発作 ・全身性の真菌感染症（カンジダ症，アスペルギルス症） ・重症外傷 ・手術後 ・移植後の急性拒絶反応の治療におけるモノクローナル抗体/ポリクローナル抗胸腺細胞グロブリン ・化学性肺臓炎 ・重症熱傷と熱中症 ・甲状腺髄様癌 ・小細胞肺癌 ・カルチノイド ・腫瘍随伴性症候群 ・サイトカインストーム ・悪性黒色腫に対するTNF αの点滴
偽陰性	・感染症の早期 ・局所の感染症 ・亜急性心内膜炎

文献19より引用．

ⓐ感染症早期，ⓑ局所の感染

プロカルシトニンは有用か？

プロカルシトニン（PCT）はカルシトニンの前駆物質で，普段は甲状腺のC細胞でつくられています[18]．健常人ではPCTのまま血中へ遊離されることはありませんが（血中濃度<0.05 ng/mL），細菌感染があるとPCTは肺，腎臓，肝臓，脂肪細胞，筋肉など全身の臓器で産生されるようになり，すみやかに血中濃度が上昇します．ただし，PCTは細菌感染に特異的なものではなく，外傷後といった感染症以外の多くの病態でも上昇が認められます[19]．逆に感染の早期や局所の感染では上昇が認められません[19]．

1）感染症診断マーカーとしてのPCT

敗血症診断においてPCT値が2.0 ng/mLを超えるとリスクが有意に上昇し，逆に0.5 ng/mL未満であれば，敗血症は否定的です（**表5**）[20]．

2）PCTの偽陽性と偽陰性

表6に細菌感染症診断におけるPCTの偽陽性と偽陰性を示します．

引用文献

1）Murdoch D, et al：Microbiology, epidemiology, and pathogenesis of Legionella infection. UpToDate, 2018

2）国立感染症研究所 レジオネラ症とは：
https://www.niid.go.jp/niid/ja/diseases/ra/legionella/392-encyclopedia/530-legionella.html

3）Peci A, et al：Evaluation and Comparison of Multiple Test Methods, Including Real-time PCR, for *Legionella* Detection in Clinical Specimens. Front Public Health, 4：175, 2016
↑尿中レジオネラ抗原検査の診断精度についての報告①.

4）Diederen BM：*Legionella* spp. and Legionnaires' disease. J Infect, 56：1-12, 2008
↑尿中レジオネラ抗原検査の診断精度についての報告②.

5）Shimada T, et al：Systematic review and metaanalysis：urinary antigen tests for Legionellosis. Chest, 136：1576-1585, 2009
↑尿中レジオネラ抗原検査の診断精度についての報告③.

6）Lu X, et al：LAMP-based method for a rapid identification of *Legionella* spp. and *Legionella pneumophila*. Appl Microbiol Biotechnol, 92：179-187, 2011
↑レジオネラのLAMP法の診断精度についての報告.

7）Weinstein MP, et al：The clinical significance of positive blood cultures in the 1990s：a prospective comprehensive evaluation of the microbiology, epidemiology, and outcome of bacteremia and fungemia in adults. Clin Infect Dis, 24：584-602, 1997
↑成人の血液培養陽性例の検討．血液培養陽性セット数とコンタミネーションとの関係.

8）Kassis C, et al：Differentiating culture samples representing coagulase-negative staphylococcal bacteremia from those representing contamination by use of time-to-positivity and quantitative blood culture methods. J Clin Microbiol, 47：3255-3260, 2009
↑TTPによる，真の原因微生物・コンタミネーションの判別についての報告①.

9）Ruiz-Giardín JM, et al：Diagnosis of bacteraemia and growth times. Int J Infect Dis, 41：6-10, 2015
↑TTPによる，真の原因微生物・コンタミネーションの判別についての報告②.

10）「感染症内科 ただいま診断中！」（倉井華子/監修，伊東直哉/著），中外医学社，2017
↑感染症診断に重きをおいたテキスト.

11）「成人肺炎診療ガイドライン2017」（日本呼吸器学会成人肺炎診療ガイドライン2017作成委員会/編），日本呼吸器学会，2017

12）Póvoa P, et al：C-reactive protein as a marker of infection in critically ill patients. Clin Microbiol Infect, 11：101-108, 2005

13）Zhang Z & Ni H：C-reactive protein as a predictor of mortality in critically ill patients：a meta-analysis and systematic review. Anaesth Intensive Care, 39：854-861, 2011

14）Lobo SM, et al：C-reactive protein levels correlate with mortality and organ failure in critically ill patients. Chest, 123：2043-2049, 2003

15）Ugarte H, et al：Procalcitonin used as a marker of infection in the intensive care unit. Crit Care Med, 27：498-504, 1999

16）Póvoa P, et al：Early identification of intensive care unit-acquired infections with daily monitoring of C-reactive protein：a prospective observational study. Crit Care, 10：R63, 2006

17）Simon L, et al：Serum procalcitonin and C-reactive protein levels as markers of bacterial infection：a systematic review and meta-analysis. Clin Infect Dis, 39：206-217, 2004

18）Davies J：Procalcitonin. J Clin Pathol, 68：675-679, 2015

19）Christ-Crain M & Müller B：Procalcitonin in bacterial infections--hype, hope, more or less? Swiss Med Wkly, 135：451-460, 2005

20）Fan SL, et al：Diagnosing sepsis - The role of laboratory medicine. Clin Chim Acta, 460：203-210, 2016

参考文献・もっと学びたい人のために

1）「がん診療に携わる人のための 静がん感染症治療戦略」（伊東直哉，倉井華子/編著），日本医事新報社，2016

10

問題1 問題2 問題3 問題4 問題5 問題6

empiric therapyの考え方

岡　祐介，濱田洋平

はじめに

empiric therapyとは，患者背景や重症度を考慮しながら推定される「感染臓器」「原因菌」のリストに対し，経験的に有効と思われる抗菌薬を選択することをいいます．

患者状態が軽症であれば想定される原因菌すべてを治療対象とせず，頻度が高い原因菌のみを治療対象として，以降の経過や培養結果から抗菌薬を修正することが可能です．

感染のfocusがはっきりしないような場合は全身状態が許せば血液培養を採取し，慎重に“待つ”ということも十分検討の余地があります．

また敗血症性ショックのように重篤な症例では頻度が低くても原因となりうる微生物まで想定し抗菌薬を選択する必要があります．

いずれの場合にも抗菌薬を最適化することを念頭におき，抗菌薬開始前に検体を採取することが大切です．

問題1

特記すべき既往のない79歳女性．3日前から発熱，頻尿，残尿感があり外来を受診した．尿試験紙法で白血球，亜硝酸塩が陽性であった．意識は清明で，呼吸音，心音ともに異常はなかったが，CVA叩打痛がみられた．38℃台の発熱以外にはバイタルサインに異常はみられなかった．

Q この患者へのempiric therapyとして適切でない抗菌薬はどれか？

ⓐ第1世代セファロスポリン系薬　ⓑカルバペネム系薬
ⓒフルオロキノロン系薬　ⓓクリンダマイシン

問題2

2カ月前に中耳炎の既往がある76歳女性．3日前から湿性咳嗽がみられ，その後喀痰の増加，37℃台の発熱があり独歩で外来を受診した．右下肺野背側でcoarse cracklesを聴取し，胸部単純写真で右下肺野に浸潤影がみられた．尿中肺炎球菌抗原は陽性であった．喀痰のグラム染色を図1に示す．
体温37.8℃，脈拍80回/分，血圧134/78 mmHg，呼吸数22回/分，SpO_2 96％（room air）．

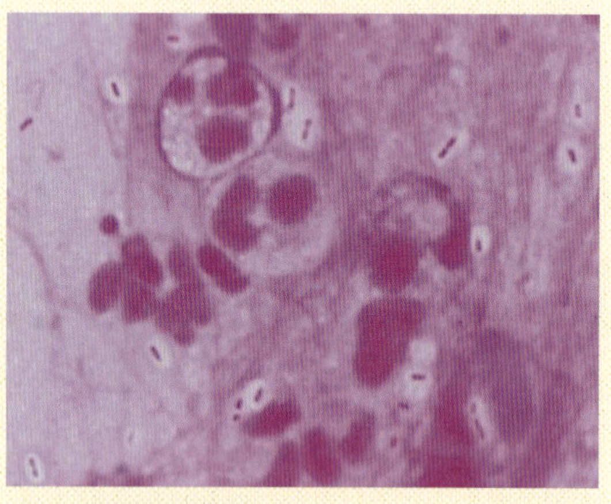

図1　喀痰グラム染色

Q この患者へのempiric therapyとして適切でない抗菌薬はどれか？

ⓐベンジルペニシリン（ペニシリンG）　ⓑセフトリアキソン
ⓒアンピシリン・スルバクタム　ⓓレボフロキサシン

問題3

脳梗塞で入院中の68歳女性．入院6日目に発熱，悪寒があり，末梢ルート刺入部の発赤，腫脹がみられた．体温38.2℃，呼吸数20回/分，脈拍90回/分，血圧120/96 mmHg．胸部単純写真や尿試験紙法では異常はない．翌日血液培養2セットからブドウ状グラム陽性球菌が分離された．その他身体所見上明らかな異常はみられない．

Q この患者へのempiric therapyとして最も適切な抗菌薬はどれか？

ⓐバンコマイシン　ⓑセフタジジム
ⓒアンピシリン・スルバクタム　ⓓレボフロキサシン

問題4

僧帽弁閉鎖不全症の既往のある76歳男性．2カ月前から続く倦怠感，微熱，食欲不振を主訴に外来を受診した．体温37.6℃，呼吸数16回/分，脈拍80回/分，血圧140/80 mmHg．聴診で心尖部領域に全収縮期雑音を聴取した．手指に爪下線状出血がみられ，経胸壁心臓超音波検査で僧帽弁に付着する疣贅がみられた．神経学的所見で明らかな異常はない．全身状態は悪くはないが，感染性心内膜炎を疑われ血液培養を採取した後，入院となった．

Q この患者への対応として正しいものはどれか？

ⓐ直ちにセファゾリンを開始する
ⓑ直ちにバンコマイシンを開始する
ⓒ直ちにセフトリアキソンを開始する
ⓓ培養結果が判明するまで抗菌薬の開始を待つ

問題5

58歳男性．3日前に運搬作業中に荷物を下肢に落とし打撲した．その翌日に右下腿の発赤，熱感がみられ，改善がないため本日外来を受診した．来院時意識は清明で，37.5℃の発熱がみられた．発熱以外のバイタルサインに異常はみられなかった．右下腿には図2のように境界不明瞭な発赤があり，同部位に一致した腫脹，圧痛がみられた．握雪感はなかった．軽症の蜂窩織炎と診断した．

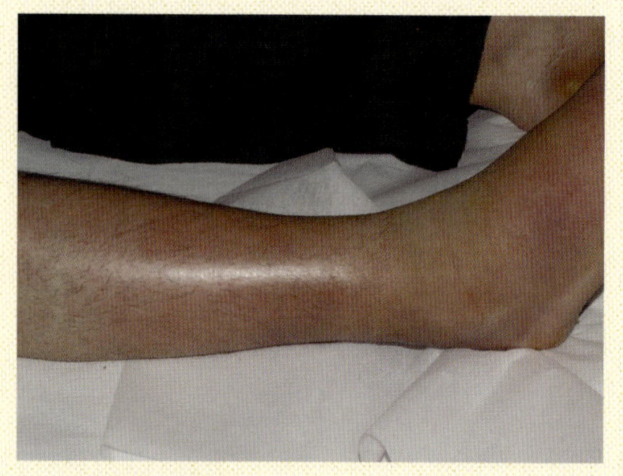

図2　右下腿の発赤

Q この患者へのempiric therapyとして最も適切なものはどれか？

ⓐセファレキシン
ⓑセフジトレン ピボキシル
ⓒシプロフロキサシン
ⓓメトロニダゾール

問題6

大酒家の58歳男性．基礎疾患として特記すべき既往はない．昨日夜間から頭痛，発熱，嘔吐がみられた．本日頭痛の増悪があり救急搬送となった．来院時体温38.7℃，血圧130/70 mmHg，心拍数120回/分，呼吸数24回/分，診察時項部硬直がみられ，Kernig徴候が陽性であった．呼吸音，心音は異常なく，胸部単純写真に異常はみられなかった．尿試験紙法では白血球陰性，亜硝酸陰性であった．

Q この患者へのempiric therapyとして最も適切なものはどれか？

ⓐセフトリアキソン
ⓑセフトリアキソン＋バンコマイシン
ⓒメロペネム
ⓓセフトリアキソン＋バンコマイシン＋アンピシリン

ⓓクリンダマイシン

尿路感染症のempiric therapy

1）市中発症の尿路感染症

市中発症の尿路感染症では，原因菌は*Escherichia coli*が最多で約80％を占めるとされています．その他の原因菌として*Klebsiella pneumoniae*，*Proteus mirabilis*などがあり，基本的には頻度の高い腸内細菌科を中心に抗菌薬を選択しましょう[1]．

軽症～中等症例ではほとんどの症例が，上記の腸内細菌科を想定した第1世代・第2世代セフェム系薬で対応できます．地域におけるESBL産生菌の分離率が高い場合，循環動態が不安定な場合などはカルバペネム系薬などの耐性腸内細菌科を意識した抗菌薬選択が必要となる場合もあります．クリンダマイシンはグラム陰性菌をカバーしないため腸内細菌科には無効であり，適切ではありません．

そのほかに*Staphylococcus saprophyticus*や腸球菌などが原因菌となることもあり，特に腸球菌に対してはセフェム系薬，カルバペネム系薬は基本的に無効です．治療薬選択が変わるため，尿のグラム染色や尿培養の結果を確認することも重要です．

2）尿路感染症へのフルオロキノロン処方には注意が必要

フルオロキノロン系薬は広域スペクトルを有し，繁用される内服薬の1つですが，地域や施設によっては大腸菌の30～40％が耐性であったとの報告もあり注意が必要です[2]．

またフルオロキノロン系薬は，一部の例外を除いて尿路感染症の原因菌とはなりにくい緑膿菌もスペクトルに含み，過剰治療につながりがちです．自施設の感受性パターンを把握し，その他の抗菌薬で治療できないか十分検討するようにしましょう．

ⓐベンジルペニシリン（ペニシリンG）

市中肺炎のempiric therapy

1）市中肺炎の原因菌

市中肺炎は最も頻度の高い*Streptococcus pneumoniae*のほか，*Haemophilus influenzae*，*Moraxella catarrhalis*，高齢者の肺炎では*K. pneumoniae*なども原因菌となりま

す．喀痰グラム染色で**図1**のようなグラム陰性菌がみられた場合，*S. pneumoniae*以外の3菌種を原因菌として推定した抗菌薬選択を行います．例として，アンピシリン・スルバクタム，第2・第3世代セフェム系薬，フルオロキノロン系薬などが選択肢となります（**図1**より*S. pneumoniae*が除外されたことからペニシリンGは選択肢から外れます）．

問題2の症例では喀痰の培養で*K. pneumoniae*が同定されました．

ここがピットフォール：
“尿中肺炎球菌抗原検査陽性＝肺炎球菌性肺炎”，ではない

尿中肺炎球菌抗原検査は簡便な検査ですが，**中耳炎や副鼻腔炎など肺炎球菌による軽症の気道感染症の既往によって一度陽性になると，その後数週にわたり陽性が続くことがあり，結果の解釈には注意が必要です**[3]．喀痰塗抹で肺炎球菌様の双球菌が多数みられる，あるいは喀痰培養で肺炎球菌が分離されれば肺炎球菌性肺炎として治療を考慮してよいですが，尿中抗原検査陽性のみで肺炎球菌性肺炎と即断することは控えるべきです．

2）どのようなときに非定型肺炎を考慮するか

市中肺炎における細菌性肺炎と非定型肺炎の鑑別には年齢や白血球数などを用いた診断基準が用いられることが多いですが，鑑別が困難であることもしばしば経験されます．**非定型肺炎は肺炎以外に筋肉痛や下痢，肝機能障害などの全身症状を伴うことがあります（表1）**．肺炎患者においても必ず全身診察を行い，このような全身症状を伴う肺炎を非定型肺炎と認識したうえで，empiric therapyにマクロライド系薬，フルオロキノロン系薬，テトラサイクリン系薬などを含むことを考慮しましょう．

また，市中発症の重症肺炎であれば，頻度は低くても重篤となるレジオネラ肺炎を考慮し第1選択薬であるフルオロキノロン系薬を併用することがあります．

ただし，フルオロキノロン系薬は結核菌にも活性を有するため，安易な使用は結核の診断の遅れ，感染拡大，耐性結核誘導などのリスクを伴います．**フルオロキノロン系薬は処方前に結核を除外することを心掛けましょう．**

表1　非定型肺炎を疑う肺外徴候

頭痛	溶血性貧血
皮疹	肝機能障害
水疱性鼓膜炎	CPK上昇
非浸出性咽頭炎	髄膜脳炎
筋肉痛／関節痛	ぶどう膜炎
腹痛	横断性脊髄炎
下痢	末梢神経障害

文献4，5を参考に作成．

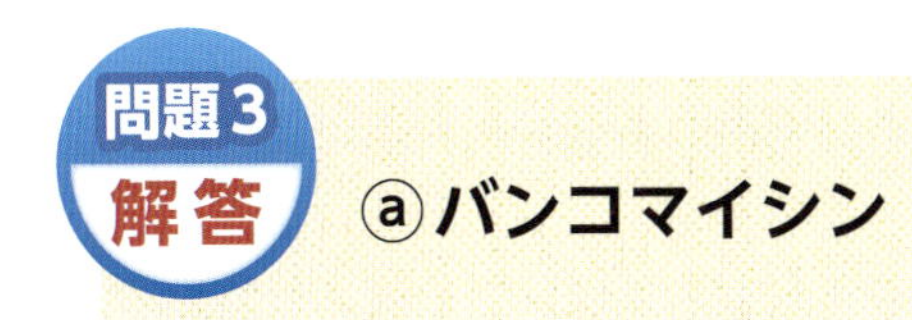

ⓐバンコマイシン

CRBSIを疑う際のempiric therapy

CRBSI（カテーテル関連血流感染症）の原因菌はCNS（コアグラーゼ陰性ブドウ球菌）が最も多く，次いで黄色ブドウ球菌となります．頻度は低いですがグラム陰性桿菌やカンジダも原因菌となります．CRBSIを示唆する所見としてカテーテル刺入部の発赤，腫脹，排膿などがありますが**このような所見がみられないことも多いです**．

CRBSI疑い患者の血液培養（特に複数セット）からブドウ状グラム陽性球菌が分離された場合，菌種の同定・感受性結果判明まではメチシリン耐性CNS（やMRSA）をスペクトルに含むバンコマイシンの開始を考慮します[6]．

また，循環動態が不安定もしくは免疫不全のリスクなどがあれば血液培養の結果が判明するまでの間，ブドウ球菌属のみならずグラム陰性桿菌やカンジダのカバーを考慮することがあります．その場合はバンコマイシンに加え各施設の感受性パターンに基づきセフェム系薬や抗真菌薬などを選択します．

ⓓ培養結果が判明するまで抗菌薬の開始を待つ

感染性心内膜炎のempiric therapy

1）感染性心内膜炎へのアプローチ

感染性心内膜炎は有病率が3〜7人/10万人と稀な疾患ですが，適切な治療が行われないとさまざまな合併症を引き起こし致命的になりうる疾患の1つです[7]．原因菌は，黄色ブドウ球菌などのブドウ球菌，口腔内のα溶血性レンサ球菌（緑色レンサ球菌），腸球菌といったグラム陽性球菌が中心となります（**表2**）．

長期の抗菌薬治療にならざるを得ず，可能な限り原因菌にのみ有効な狭域スペクトルの抗菌薬を選ぶことが必要です．なるべくempiricな治療を避けたい疾患と認識し，全身状態の急激な悪化や心不全徴候の増悪がなければ血液培養の結果を確認してからの抗菌薬開始を考慮しましょう．

とはいえすでに抗菌薬投与がされており，原因菌が不明となってしまうことも少なくありません．このような場合，患者状態が許せば数日間抗菌薬投与を中止した後に血液培養

表2　感染性心内膜炎患者（1,779人）における主な原因菌

		人数（%）
ブドウ球菌	黄色ブドウ球菌	558（31.6）
	CNS	186（10.5）
レンサ球菌	緑色レンサ球菌	319（18.0）
	Streptococcus bovis	114（6.5）
	その他のレンサ球菌	91（5.1）
	腸球菌	188（10.6）
HACEK		30（1.7）
HACEK以外のグラム陰性菌		38（2.1）
真菌		32（1.8）
複数菌感染		23（1.3）
その他		56（3.1）
培養陰性		144（8.1）

HACEK…H：ヘモフィルス属（インフルエンザ菌など），A：アクチノバチルス属，C：カルディオバクテリウム属，E：エイケネラ属，K：キンゲラ属
文献8より引用．

をくり返して採取し，原因菌の特定に努めることもあります．

2）血液培養の結果判明まで治療開始を待てないときは

特に黄色ブドウ球菌などによる感染性心内膜炎では，急激に発症し，全身状態の悪化や心不全の進行を伴うことがあります．このような場合は，血液培養採取後早期のempiric therapyの開始が必要になります．前述のグラム陽性球菌を中心に，患者背景や経過に基づいて原因菌を推定し抗菌薬を選択しますが，抗菌薬投与歴や医療曝露歴からはMRSAまで想定する場合もあります．

血液培養で原因菌が確定した場合の感染性心内膜炎の最適治療は，成書やガイドラインを参照してください．

ⓐセファレキシン

皮膚軟部組織感染症のempiric therapy

1）市中発症の皮膚軟部組織感染症

皮膚軟部組織感染症は一般外来でも遭遇する頻度の比較的高い感染症の1つです．

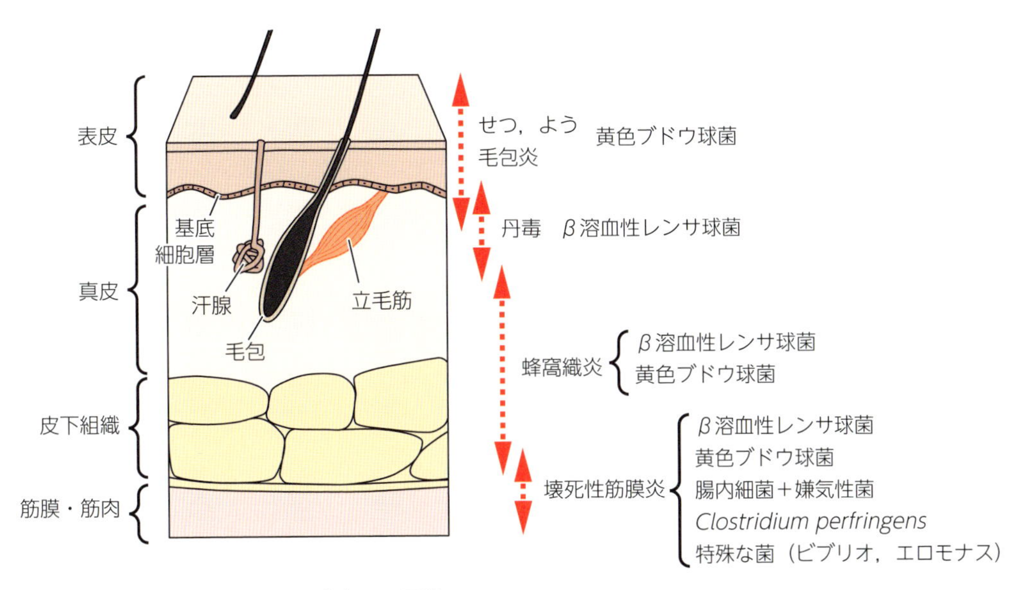

図3　皮膚軟部組織感染症の深達度と原因菌
文献9〜13を参考に作成.

深達度によって原因菌の想定が異なるため，皮膚所見や臨床経過での診断が重要になります（**図3**）．丹毒であればβ溶血性レンサ球菌が原因菌として多く，蜂窩織炎では黄色ブドウ球菌やβ溶血性レンサ球菌を想定した抗菌薬選択が必要です．局所培養が採取できないことも多いですが，血液培養で原因菌が特定できることもあるため抗菌薬開始前には必ず採取するようにしましょう．

黄色ブドウ球菌はMSSAとMRSAに分けられます．市中発症例ではMSSAの頻度が高く，初期からMRSAを想定する必要性は低いと考えられます．改善が乏しい場合やMRSAが分離された場合は治療対象となる場合があります．この場合はバンコマイシンが標準薬ですが，感受性結果次第ではST合剤，ミノサイクリンも選択肢となります．

軽症であればMSSA，β溶血性レンサ球菌に感受性のある第1世代セフェム（セファレキシンなど）の内服が推奨されます[14]．黄色ブドウ球菌はペニシリナーゼを産生する株が多く存在するため，ペニシリン系であればクラブラン酸・アモキシシリンなどのβラクタマーゼ阻害薬配合ペニシリンを使用する必要があります．ペニシリン系薬，セフェム系薬がアレルギーなどで使用しづらい場合はクリンダマイシンやST合剤なども代替薬としてあげられます．

中等症以上や入院して点滴加療が必要な場合は同様のスペクトルのセファゾリンやアンピシリン・スルバクタムも選択肢になります．

第3世代の内服セフェム系薬は生体内利用率が低く（一方第1世代の内服セフェムであるセファレキシンは90％と良好），治療効果が不十分になる可能性があります[14]．耐性菌出現リスクや消化管の細菌叢の攪乱などの観点から基本的には推奨されません．

またシプロフロキサシンは緑膿菌や腸内細菌などグラム陰性菌を中心としたスペクトル

を有する抗菌薬です．これらは通常蜂窩織炎の原因菌になりにくいことから蜂窩織炎の第1選択として使用する頻度は低いと考えられます[15]．

特殊な病態として糖尿病性足病変があげられます．発症早期は一般の皮膚軟部組織感染症と同様，MSSAやβ溶血性レンサ球菌の頻度が多いですが，経過が長期となり医療機関での処置，洗浄，抗菌薬投与がなされるにつれて腸内細菌や嫌気性菌の混合感染，緑膿菌の関与が増加します．

2）壊死性筋膜炎などの深部の病変との鑑別が重要

進行が非常に速い，皮膚所見に比べ痛みの範囲が広く激痛がある，握雪感がある，水疱形成がみられるといった場合には壊死性筋膜炎を疑う必要があります．血圧低下，CKの上昇，急性臓器障害なども壊死性筋膜炎を示唆する所見です．

このようなときは早急に試験切開にて確定診断を行い，グラム染色や培養検査を提出します．治療としては抗菌薬とともにデブリードマンが最も重要となります．

ⓓセフトリアキソン＋バンコマイシン＋アンピシリン

髄膜炎のempiric therapy

1）市中発症の髄膜炎

髄膜炎は内科的な緊急疾患の1つであり，疑った場合は可能なかぎり早期に抗菌薬治療を開始する必要があります．

肺炎や尿路感染など多くの感染症では培養検体を採取せずに抗菌薬を開始することは控えるべきです．しかし髄膜炎では髄液検査やCT検査のために抗菌薬の開始を遅らせてはなりません．**必ず血液培養2セットを採取した後にempiric therapyを開始**し，その後に髄液検査を行うという例外的な対応をとることがあります．

臨床所見や頭部CTで腰椎穿刺の禁忌所見（脳ヘルニア，血圧低下，凝固障害，穿刺部位の感染など）がなければ抗菌薬開始後にすみやかに腰椎穿刺を行い，髄液所見やグラム染色所見，培養結果を見ながら最適な抗菌薬に修正します．

2）髄膜炎の原因菌

市中発症の髄膜炎であれば年齢や患者背景より原因菌がある程度推定できます（**表3**）．

50歳未満の成人で健常者であれば，原因菌としては肺炎球菌やインフルエンザ菌があげられます．50歳以上であったり，アルコール多飲歴，細胞性免疫不全のある患者では原因菌として前述の菌に加えリステリア菌を想定し，第1選択であるアンピシリンを併用しま

表3　髄膜炎の年齢別の原因菌，抗菌薬選択

	原因菌	抗菌薬	備考
早産児～1カ月未満	*Streptococcus agalacitae*（B群レンサ球菌），*E. coli*，*Listeria monocytogenes*	アンピシリン＋セフォタキシム	
1カ月～50歳	*S. pneumoniae*，*H. influenzae*，（*Neisseria meningitides*）	セフトリアキソン（セフォタキシム）＋バンコマイシン メロペネム＋バンコマイシン	免疫正常の成人ではリステリアは稀 Hibワクチン接種後であれば*H.influenzae*は稀
50歳以上	*S. pneumoniae*，（*N. meningitides*），*L. monocytogenes*，グラム陰性桿菌	セフトリアキソン＋バンコマイシン＋アンピシリン メロペネム＋バンコマイシン	

文献16～18をもとに作成．

表4　肺炎球菌の感受性と治療

		S（感受性）	I（中間）	R（耐性）
髄膜炎	MIC（μg/mL）	≦0.06	0.12≦	
	治療	ペニシリンG　最大量	セフトリアキソン，セフォタキシム，セフェピム，メロペネム，バンコマイシン	
髄膜炎以外（菌血症，肺炎，中耳炎，副鼻腔炎）	MIC（μg/mL）	≦2	4	8≦
	治療	ペニシリンG		セフトリアキソン，セフォタキシム

文献19，20をもとに作成．

す．原因菌として髄膜炎菌の頻度は低いですが（侵襲性髄膜炎菌感染症患者は本邦では年間20～40例前後です），エクリズマブ投与や液性免疫不全のリスクがある患者では注意が必要です．髄膜炎菌はセフトリアキソンが第1選択となります．

脳には血液脳関門や血液脳脊髄液関門があり，髄液には抗菌薬が移行しにくいため髄液移行性のある抗菌薬を十分量投与する必要があります．

第1，第2世代セフェム系薬は髄液移行性が低いため髄膜炎を疑う場合は使用することができません．髄液移行性のある第3世代以上のセフェム系薬を十分量投与する必要があります．セフトリアキソンは髄膜炎に限って1回2 gを1日2回（1日合計4 g）の投与が推奨されます．

3）バンコマイシンを併用するのはなぜか

髄膜炎のempiric therapyでバンコマイシンを併用する理由はMRSAを想定しているのではなく，PRSP（penicillin-resistant *Streptococcus pneumoniae*：ペニシリン耐性肺炎球菌）をカバーするためです．

肺炎球菌の治療の基本はペニシリンGですが髄液は非常に抗菌薬が届きにくいためMIC（最小発育阻止濃度）≦0.06 μg/mLが感受性，0.12 μg/mL≦が耐性と設定されています（**表4**）．

そのため，髄膜炎では非常に感受性がよい株でないとペニシリンGでの治療ができません〔【抗菌薬の基礎知識①】ペニシリン系・セフェム系（pp.22〜31）も参照〕.

PRSPの多くはセフトリアキソンで治療できますが，一部セフトリアキソンやメロペネムにも感受性の悪いPRSPもあるので，肺炎球菌の髄膜炎を疑った場合は初期治療としてセフトリアキソンとバンコマイシンを併用します.

髄液以外（血液，喀痰）で分離された肺炎球菌は耐性の基準が髄液とは異なり（MIC 8 μg/mL≦），この基準を満たす肺炎球菌の分離頻度は本邦ではきわめて低くなっています．つまり肺炎球菌による菌血症や肺炎単独という病態ではPRSPはほとんどないと考えてよく，基本的にペニシリンGの大量投与で治療が可能です.

Advanced Lecture

●“重症＝カルバペネム系薬＋抗MRSA薬”でよいのか

重症感染症において，直ちに感染巣が特定できないこともありますが，このようなときも常に可能な限り感染臓器，原因菌を想定したうえで抗菌薬を選択することが重要です.

重症という理由だけで，“empiric therapyとして”盲目的にカルバペネム系薬と抗MRSA薬を処方することは再考の余地があります.

敗血症性ショックをきたしている壊死性筋膜炎で創部のグラム染色からレンサ状グラム陽性球菌が単一で多数みられる場合は高用量ペニシリンGとクリンダマイシンの併用がよい場合もありますし[21]，肝硬変患者の敗血症性ショックでは*Vibrio vulnificus*感染症を想定しテトラサイクリン系薬やキノロン系薬の併用を考慮する場合もあるかもしれません[22].

感染臓器によってどのような微生物が原因となりうるのか，どの抗菌薬がどの微生物に有効かを理解し適切なempiric therapyを行うようにしましょう.

引用文献

1）Matsumoto T, et al：Nationwide survey of antibacterial activity against clinical isolates from urinary tract infections in Japan（2008）. Int J Antimicrob Agents, 37：210-218, 2011

2）霧島正浩：各都道府県から分離された新鮮臨床分離株125万株の各種抗菌薬に対する感受性検査成績. 診療と新薬, 52：23-83, 2015

3）Murdoch DR, et al：The NOW *S. pneumoniae* urinary antigen test positivity rate 6 weeks after pneumonia onset and among patients with COPD. Clin Infect Dis, 37：153-154, 2003

4）Smith LG, et al：Mycoplasma pneumonia and its complications. Infect Dis Clin North Am, 24：57-60, 2010

5）「Pneumonia Essentials, 3rd ed」（Cunha BA）, pp62-63, Physicians, 2010

6）Mermel LA, et al：Clinical practice guidelines for the diagnosis and management of intravascular catheter-related infection：2009 Update by the Infectious Diseases Society of America. Clin Infect Dis, 49：1-45, 2009

7）Baddour LM, et al：Infective Endocarditis in Adults：Diagnosis, Antimicrobial Therapy, and Management of Complications：A Scientific Statement for Healthcare Professionals From the American Heart Association. Circulation, 132：1435-1486, 2015

8）Fowler VG Jr, et al：*Staphylococcus aureus* endocarditis：a consequence of medical progress. JAMA, 293：3012-3021, 2005

9）Stevens DL, et al：Practice guidelines for the diagnosis and management of skin and soft tissue infections：2014 update by the Infectious Diseases Society of America. Clin Infect Dis, 59：e10-52, 2014

10）「Dermatologic et Venereologic 2nd ed」（Saurat JH, et al）, p109, Editions Masson, 1990

11）Janda JM & Abbott SL：The genus Aeromonas：taxonomy, pathogenicity, and infection. Clin Microbiol Rev, 23：35-73, 2010

12）Halow KD, et al：Primary skin infections secondary to *Vibrio vulnificus*：the role of operative intervention. J Am Coll Surg, 183：329-334, 1996

13）Vinh DC & Embil JM：Rapidly progressive soft tissue infections. Lancet Infect Dis, 5：501-513, 2005

14）青木洋介：セフェム系抗菌薬の使い方.「抗菌薬適正使用生涯教育テキスト 改訂版」（日本化学療法学会 抗菌化学療法認定医認定制度審議委員会/編），pp63-84，日本化学療法学会，2013

15）大曲貴夫：キノロン系抗菌薬の使い方.「抗菌薬適正使用生涯教育テキスト 改訂版」（日本化学療法学会 抗菌化学療法認定医認定制度審議委員会/編），pp85-98，日本化学療法学会，2013

16）van de Beek D, et al：Community-acquired bacterial meningitis in adults. N Engl J Med, 354：44-53, 2006

17）van de Beek D, et al：Nosocomial bacterial meningitis. N Engl J Med, 362：146-154, 2010

18）Kim KS：Acute bacterial meningitis in infants and children. Lancet Infect Dis, 10：32-42, 2010

19）「Antibiotic Basics for Clinicians 2nd ed」（Hauser AR）, Lippincott Williams & Wilkins, 2012

20）Weinstein MP, et al：Rationale for revised penicillin susceptibility breakpoints versus *Streptococcus pneumoniae*：coping with antimicrobial susceptibility in an era of resistance. Clin Infect Dis, 48：1596-1600, 2009

21）Stevens DL, et al：The Eagle effect revisited：efficacy of clindamycin, erythromycin, and penicillin in the treatment of streptococcal myositis. J Infect Dis, 158：23-28, 1988

22）Chen SC, et al：Antibiotic therapy for necrotizing fasciitis caused by *Vibrio vulnificus*：retrospective analysis of an 8 year period. J Antimicrob Chemother, 67：488-493, 2012

11

□ 問題1 □ 問題2 □ 問題3 □ 問題4

効果判定・経過観察のしかた

山口裕崇

はじめに

診断して治療を開始したところで安心して，そこで気を抜いていませんか？ 診断は正しいか，感染巣のコントロールはできているか，選んだ抗菌薬は原因の病原微生物（起因菌）をカバーしているか，よりよい治療の選択肢はないか？ それらを見直すとともに，適切な効果判定・経過観察なしに感染症診療は成立しません．

問題1

Q 抗菌薬治療中の治療効果判定について，正しいものを１つ選べ．

ⓐCRP値が下がらないことは治療の失敗を意味する
ⓑ白血球数が下がれば抗菌薬は奏効していると判断する
ⓒ解熱するか否かが治療効果判定のよい指標となる
ⓓ感染巣ごとの特異的指標を使い分ける必要がある

問題2

Q 効果判定に用いる臓器特異的なパラメータについて，正しいものを１つ選べ.

ⓐ肺炎治療で喀痰のグラム染色再検は意味がないが，喀痰培養の再提出が有用である

ⓑ菌血症では解熱と炎症反応の下降が鋭敏な指標となる

ⓒ髄膜炎で臨床経過がよくない場合は，髄液の再評価を検討する

ⓓ骨髄炎では創部培養が陰性化するまで治療成功とはいえない

問題3

Q 抗菌薬治療中の新たな発熱への対応として，間違っているものを１つ選べ.

ⓐ深部膿瘍など，感染巣のコントロール不良を検討する

ⓑカルバペネム系やキノロン系など，広域な抗菌薬へすみやかに変更する

ⓒ現在投与している抗菌薬の副作用として，薬剤熱を鑑別にあげる

ⓓ初期診断の見直しと同時に，新しい熱源を探して診察しなおす

問題4

Q 治療失敗を危惧すべき状況において，正しいものを１つ選べ.

ⓐ肺炎で胸部X線写真の陰影が消えなければ治療失敗を考える

ⓑ腎盂腎炎で72時間を超えて発熱することはよくある

ⓒ菌血症で血液培養が持続的に陽性となれば治療が奏効していないと考える

ⓓ喀痰や尿の培養検査で耐性菌が検出されたらすべてをカバーする広域抗菌薬に変更する

ⓓ感染巣ごとの特異的指標を使い分ける必要がある

治療効果判定について考えること

1）非特異的な項目にとらわれない

抗菌薬の効果判定にどのパラメータを用いるか，が大切です．発熱・体温・白血球数・CRP（C-reactive protein：C反応性タンパク）・ESR（erythrocyte sedimentation rate：赤血球沈降速度）など非特異的な全身の炎症を反映する項目にとらわれず，**各臓器の生理機能を反映する指標を評価します**[1]．電子カルテの情報だけでなく，ベッドサイドの所見を大切にしましょう．「どの臓器が，どの病原微生物により，感染症を起こしているか」からはじまる，「問題の臓器に移行性のよい，原因の病原微生物をスペクトラムに含むできるだけ狭域な抗菌薬を使用する」という考え方が基本となります．

2）効果判定に用いるべきパラメータ

代表的な感染症をあげて，有用なパラメータをみてみましょう（**表1**）．各論は次項で説明します．

表1　代表的な感染症と有用なパラメータ

	感染症	パラメータ	備考
❶	肺炎	喀痰グラム染色・呼吸数・聴診	胸部X線の改善は遅い
❷	尿路感染症	尿グラム染色・尿路症状	発熱は数日続きうる
❸	肝胆道系感染症	腹部症状・肝胆道系酵素	治療には手術・ドレナージが必要
❹	皮膚軟部組織感染症	発赤・腫脹・熱感・疼痛	ケルススの4徴
❺	中枢神経感染症	頭痛・意識状態・髄液所見	経過不良の場合髄液再検が望ましい
❻	骨関節感染症	炎症反応・局所所見・関節液所見	長期間の治療が必要
❼	腹腔内感染症	消化器症状・画像的な再評価	治療には手術・ドレナージが必要
❽	血流感染症	血液培養の陰性化	膿瘍など合併症の評価

ⓒ髄膜炎で臨床経過がよくない場合は，髄液の再評価を検討する

臓器特異的なパラメータ

1）治療の効果判定は臓器別，感染巣ごとに行う

日々の臨床現場では初期診断の感染症だけに留まらず，複数の感染症が複数の臓器に時間を異にして発生することも珍しくありません．肺炎で入院して軽快する頃に胆管炎を発症し，胆管炎が軽快した頃に末梢ルート関連の血流感染を合併するといったように，ある臓器の感染症の改善と，それとは別の臓器の感染症発生あるいは悪化が同時多発的に起こることがあります．そのような状況では，発熱や炎症反応など非特異的なパラメータではおのおのの感染症の治療効果判定ができませんし，当初の肺炎が治ってきていることや新たな感染症がはじまっていることに気づけません．**それが臓器特異的な治療効果の判定を心がけなければならない理由です．**

2）パラメータの各論

❶ 肺炎

治療開始後の最も初期から評価できるのは喀痰のグラム染色で，肺炎球菌性肺炎では治療開始後6時間もすれば喀痰中の肺炎球菌は駆逐されつつあることを実感できます．しかし喀痰が採れなければ評価できませんし，唾液や扁平上皮が多く混ざっている不良検体だと，逆に臨床判断のノイズとなりうるという欠点もあります．

このほか全身状態や呼吸数，聴診所見など，ベッドサイドの所見が大切です．日常的によく撮られている胸部X線検査は，肺炎そのものの治療効果判定というよりも，肺化膿症や膿胸への移行，あるいは胸水貯留や心不全合併などの評価に役立つことがあります．

❷ 尿路感染症

尿のグラム染色を治療効果の参考にすることができます．排尿や尿道カテーテル留置によるドレナージで尿中の菌量は減りえますが，例えば治療開始時に大腸菌と想定していたグラム陰性桿菌が全く減っていなければ，**ESBL産生菌などの薬剤耐性菌や緑膿菌の可能性を検討するべきかもしれません．**

腎盂腎炎であれば腰背部痛，前立腺炎なら排尿時痛などの症状も評価に有用です．治療の奏効がわかれば，72時間は解熱しなくても自然経過として慌てなくてよいでしょう．

❸ 肝胆道系感染症

胆管炎では悪心嘔吐や腹痛といった消化器症状，腹部所見に注意して，血液検査でAST，ALT，ALP，γ-GTPなど肝胆道系酵素の改善を確認します．また結石性胆管炎やERCP (endoscopic retrograde cholangiopancreatography：内視鏡的逆行性胆管膵管造影検査）施行後では，膵炎合併も考慮してアミラーゼ・リパーゼの評価が有用です．しかしながら，抗菌薬に限らず薬剤はなんでも肝障害を起こすことがあるので，消化器症状や臨床経過との総合判断にならざるを得ません．

肝膿瘍では特に画像所見が重要で，病変が大きければ腹部エコーで評価，エコーで見にくい膿瘍部位や治療終盤で病変が小さくなってからは造影CTが役に立ちます．

❹ 皮膚軟部組織感染症

局所の炎症を示唆する「ケルススの４徴」である発赤・腫脹・熱感・疼痛に注目します．蜂窩織炎なら，治療開始翌日には患部に皺が出てきて腫脹の改善がわかり，日を追って発赤・熱感・疼痛も軽快します．高度肥満や慢性的なうっ滞性皮膚炎があれば，蜂窩織炎はよくなっていても，もともとの発赤や腫脹が残ることもあり，発熱や炎症所見の経過と合わせた判断が必要となります．

❺ 中枢神経感染症

脳炎や髄膜炎が代表的で，頭痛，意識状態，髄液のグラム染色，髄液細胞数，髄液糖が有用です．経過が思わしくない場合，腰椎穿刺をくり返し髄液所見の改善を確認するのは重要ですが，必ずしも髄液の異常所見が続く限り抗菌薬を継続する必要はありません．治療が奏効していれば髄液細胞数は下降し，髄液糖は上昇するのが一般的な経過ですが，腰椎穿刺は患者さんに苦痛を与える侵襲的な検査であり，くり返す手間や手技に伴う合併症のリスクもあります．

❻ 骨関節感染症

骨髄炎ではデブリドマン後，骨が軟部組織に包まれるまで６週間はかかるので，CRPやESRで経過を追い，創部の見た目や症状と合わせて総合評価します．創部表層の培養検査を提出することは，コンタミネーションを拾ってしまううえに，**臨床判断のノイズとなりうるので行いません．**

化膿性関節炎では関節穿刺による関節液検査を再評価します．抗菌薬が効いていれば数日で関節液培養が陰性となり，関節液量や関節液中の白血球数も低下します．

❼ 腹腔内感染症

感染性腸炎は腹痛や下痢など，症状がよくなることが重要です．*Clostridioides difficile*（CD）関連腸炎でも便検査でのCD抗原や毒素の陰性確認は不要で，症状が改善しているかを診ますが，寝たきりの経管栄養管理の症例では栄養剤関連の軟便や下痢が日常的なこともあり，便の性状単独では評価が難しい場合もあります．

腹膜炎では腹部症状や熱型のほか，膿瘍の合併を画像検査で評価します．

❽ 血流感染症

感染性心内膜炎，カテーテル関連血流感染（CRBSI）などは血液培養が陰性になることを確認し，責任デバイスを除去して黄色ブドウ球菌とカンジダの血液培養の陰性化を確認してから実質的な治療期間を数えます．再提出する血液培養は末梢血の1セットでよいですが（2セットが望ましい），当初の病原微生物と異なる菌が検出された際に，コンタミネーションなのか新たな感染症を合併しているのかの追加評価が必要となります．敗血症性肺塞栓症，腸腰筋膿瘍，化膿性椎体炎，化膿性血栓性静脈炎などの合併例では画像評価が必須です．血液培養は陰性化したものの炎症所見や発熱が改善しない場合，あるいは良好な臨床経過に見えて新たに発熱した場合は，上記にあげた合併症を考慮し再評価が必要です．

ⓑ カルバペネム系やキノロン系など，広域な抗菌薬へすみやかに変更する

治療中の発熱で考えること

1）治療中の感染症に関連した熱源

盲目的な抗菌薬の広域化や変更は事象を複雑化させ，診断の不明確さを増し，不十分な治療期間にもつながりえます．初期診断の見直しと同時に，膿瘍も含めた新しい熱源を探して診察し，ドレナージや責任デバイスの除去など，感染巣コントロールが適切か評価しなおします．病原微生物のカバー漏れも考えますが，**感染臓器と病原微生物を具体的に想起できない状況での盲目的な広域抗菌薬の使用は控えます．**

2）入院患者の発熱：6Dsで鑑別（表2）

外来診療と異なり，入院中の発熱は頻度こそ多いものの，その原因は比較的限定されている場合が多いように思われます．よくある3疾患（肺炎・尿路感染症・肝胆道系感染症）のほか，医療関連の3Dsとして薬剤（Drug），偽膜性腸炎（*C.difficile*），点滴ルートやカテーテルなどのデバイス（Device）を確認します．また，長期臥床の3Dsとして深部静脈血栓症（deep vein thrombosis：DVT），褥瘡感染（Decubitus），結晶誘発性関節炎（cal-

表2　入院患者の発熱の鑑別（高頻度の3疾患と6Ds）

高頻度の3疾患	医療関連の3Ds	長期臥床に伴う3Ds
肺炎	薬剤：Drug	深部静脈血栓症：DVT
尿路感染症	偽膜性腸炎：*C.difficile*	褥瘡感染：Decubitus
肝胆道系感染症	デバイス：Device	結晶誘発性関節炎：CPPD

文献2を参考に作成．

cium pyrophosphate dehydrate deposition disease：CPPD）もあげ，合わせて6Dsとします[2)]．

ⓒ菌血症で血液培養が持続的に陽性となれば治療が奏効していないと考える

治療失敗を危惧して考えること

1）治療開始後の自然経過を知る

疾患の自然経過を知ることが大切です．例えば，肺炎の胸部X線所見は改善が遅いので陰影が消えなくても肺炎がよくなっていることは多く，治療効果判定には使いにくいです[3)]．また，腎盂腎炎が解熱するまでの期間の中央値は34時間で，72時間後になると約9割が解熱[4)]します．このほか，菌血症で治療開始後4日以内に血液培養が陰性化し症状がよくなれば，感染性心内膜炎は否定的だとDuke criteriaにも記載されています[5)]．

2）培養検査結果の鵜呑みは御法度

培養検査の結果検出された微生物すべてが病原微生物とは限りません．当然のことながら，抗菌薬治療中に追加提出された培養検査ではその時点で投与中の抗菌薬でカバーできていない病原微生物が検出されるので，MRSA（メチシリン耐性黄色ブドウ球菌）など耐性菌が検出されても汚染菌ならカバーは不要です．またMIC（後述）は*in vitro*での薬剤感受性を示すのみで，MICが低くても病巣への抗菌薬移行性は不良かもしれません．**「Aの臓器にBという病原微生物がいるのでCの抗菌薬で治療する」という臨床的スタンダードを意識しましょう．**

3）MICとは？

minimum inhibitory concentrationの略です．最小発育阻止濃度といいますが，微生物の増殖を抑制できる抗菌薬の最小濃度のことです．細菌検査室では抗菌薬濃度をどれくらい希釈したところから菌が増殖可能かを検査して，**米国臨床・検査標準協会（CLSI）が定める判定基準などに照らして“S：susceptible（感受性）”，“I：intermediate（中間）”，“R：resistant（耐性）”のいずれかを報告します．**抗菌薬によって感受性（S）と判断されるそもそもの基準濃度が異なるので，抗菌薬を比べてMIC値が低い方が有効とは判断できません．緑膿菌を例にすれば，ピペラシリンはMIC 16 μg/mL（≦64 μg/mL）であれば“S”である一方，シプロフロキサシンはMIC 4 μg/mL（≧4 μg/mL）で“R”と判定されます．よって，**ある微生物における抗菌薬ごとのMICを比較して「MICが小さい抗菌薬**

がよりよい」という縦読み判断は間違いです．特殊な場合を除いて，MICの値を参考にするのではなく，S，I，Rの判定のみで感受性を判断します．

なお，CLSIで定められた抗菌薬使用量における血中濃度に照らしてS，I，Rを判定しているので，サンフォード[6]やJohns Hopkins ABx Guide[7]で推奨されている用量を使用することが大切です．

引用文献

1）「レジデントのための感染症診療マニュアル 第3版」（青木 眞/著），医学書院，2015
↑研修医必携の感染症バイブル．

2）「ジェネラリストのための内科診断リファレンス」（酒見英太/監，上田剛士/著），医学書院，2014
↑エビデンスに基づく究極の診断学．

3）Bruns AH, et al：Patterns of resolution of chest radiograph abnormalities in adults hospitalized with severe community-acquired pneumonia. Clin Infect Dis, 45：983-991, 2007
↑市中肺炎の第7病日には56％が臨床的改善を認めたが，胸部X線所見の改善は25％だった，という報告．

4）Behr MA, et al：Fever duration in hospitalized acute pyelonephritis patients. Am J Med, 101：277-280, 1996
↑腎盂腎炎患者の発熱期間．

5）Li JS, et al：Proposed modifications to the Duke criteria for the diagnosis of infective endocarditis. Clin Infect Dis, 30：633-638, 2000
↑修正Duke criteria（感染性心内膜炎の診断基準）．

6）「日本語版 サンフォード 感染症治療ガイド2018 第48版」（Gilbert DN，他/編，菊池 賢，橋本正良/日本語版監修），ライフサイエンス出版，2018
↑毎年改訂される，歴史ある抗菌薬本の鉄板．

7）Jones Hopkins Medicine. Johns Hopkins ABX Guide：
https://www.hopkinsguides.com/hopkins/index/Johns_Hopkins_ABX_Guide/All_Topics/A
↑スマートフォン時代ならではの，抜群の使い勝手の良さ．

参考文献・もっと学びたい人のために

1）「市中感染症診療の考え方と進め方 第2集」（IDATENセミナーテキスト編集委員会/編），医学書院，2015
↑マニュアル本では味わえない，現場感が溢れる実践的な良書．

2）「抗菌薬おさらい帳」（関 雅文/編著，石坂敏彦/著），じほう，2016
↑薬理学的な領域まで丁寧に踏み込んだ，まさに抗菌化学療法のバイブル的な一冊．

Column

● MICの注意点・MICを考慮すべき状況は？

すでに説明のあったMICですが，再度「MICの縦読みはしない（MICの低さで抗菌薬を選ばない）」ということを強調しておきたいと思います．

また注意すべきこととして，以下の2つがあげられます．

① 前述のCLSIの基準は，米国での標準的な抗菌薬使用量に基づいて作成されている→米国の標準的な抗菌薬使用量を投与した場合に，治療の判断材料となる．

② 感染臓器や部位は考慮されていない（抗菌薬の移行性は臓器により異なる）．
例：肺炎球菌による髄膜炎とそれ以外の疾患ではMICの判定基準が異なる

病院によってはMICの縦読みによる抗菌薬選択を防止するために，あえてMICは表示せず「S，I，R」のみ表示している場合もあります．

では，どのような場合にMICを考慮した治療選択をすべきなのでしょうか？ 私は研修医，非専門医の皆さんに押さえておいてほしい状況として，以下の3つを説明しています．

① レンサ球菌による感染性心内膜炎（ペニシリンのMIC結果次第では，ゲンタマイシンの追加が必要となる場合があります）[1]

② 肺炎球菌による髄膜炎〔「【抗菌薬の基礎知識①】ペニシリン系・セフェム系」(pp.22〜31)，「empiric therapy の考え方」(pp.113〜125) 参照〕

③・持続菌血症など治療経過の悪いMRSA菌血症
かつ
・MRSAに対するバンコマイシンの感受性結果が「S」であってもMIC＝2 μg/mLのとき
治療経過がよければバンコマイシンで問題ありません[2]．

〈羽田野義郎〉

引用文献

1）Baddour LM, et al：Infective Endocarditis in Adults：Diagnosis, Antimicrobial Therapy, and Management of Complications：A Scientific Statement for Healthcare Professionals From the American Heart Association. Circulation, 132：1435-1486, 2015

2）Lowy FD：Methicillin-resistant *Staphylococcus aureus* (MRSA) in adults：Treatment of bacteremia. UpToDate, 2018

12

問題1 問題2 問題3 問題4

培養結果が判明した後の抗菌薬選択，内服薬へ切り替えのタイミング

戸田祐太，森岡慎一郎

はじめに

「使っている抗菌薬で経過がいいから，このまま同じ抗菌薬で…」，「こっちの抗菌薬の方が広域だからよく効きそう…」，「念のために，この抗菌薬を…」など，感染症診療で疑問に思うことはありませんか．本稿では，研修医の皆さん，また研修医以外にも抗菌薬の使用について上記のような悩みをもったことのある若手医師の皆さんへ，一部ではありますが感染症診療のポイントをお伝えできればと思います．

問題1

70歳男性（既往：肺気腫，アレルギー：なし）．
数日前から咳嗽など感冒症状がみられ，数時間前から悪寒を伴う39℃の発熱が出現し，咳嗽も増悪傾向とのことで夜間救急外来を受診した．来院時，体温39.4℃，呼吸数30回/分，SpO_2 88％（room air）．右前胸部でラ音を聴取したが，その他に異常所見はみられなかった．胸部X線検査で右上肺野に浸潤影を認めたことから肺炎の診断となり，メロペネム1.0 g 1日3回8時間ごとの投与が開始され入院加療となった．入院後，解熱は得られ呼吸状態も改善傾向であったが，入院時に採取された培養検査が下記の通り判明した．

（次ページへ続く）

・血液培養は陰性
・喀痰培養検査（Miller & Jones分類 P3）
塗抹（Geckler分類 5）：白血球とともに多数のグラム陽性双球菌を認める．
培養：*Streptococcus pneumoniae*，α-*Streptococcus*，β-*Streptococcus*，*Neisseria* spp.，*Staphylococcus aureus*（MRSA）を検出．
*S. pneumoniae*および*S. aureus*に対する各薬剤の感受性結果を**表1**に示す．
・尿培養検査
塗抹：白血球や細菌を認めない．
培養：*Pseudomonas aeruginosa*を検出（薬剤感受性は良好）．

表1　*S. pneumoniae*および*S. aureus*に対する各薬剤の感受性結果

	S. pneumoniae	*S. aureus*（MRSA）
	判定	判定
ペニシリンG	S	R
アンピシリン	—	R
アンピシリン・スルバクタム	—	R
セファゾリン	—	R
セフォチアム	S	R
セフォタキシム	S	—
セフトリアキソン	S	—
セフェピム	S	—
イミペネム・シラスタチン	—	R
メロペネム	S	—
ゲンタマイシン	—	S
エリスロマイシン	R	R
クリンダマイシン	R	R
ミノサイクリン	R	S
バンコマイシン	S	S
レボフロキサシン	S	R

S：感受性，R：耐性．

Q 抗菌薬は何を選択するか？

ⓐメロペネムを継続
ⓑセフェピムへ変更
ⓒペニシリンG（またはアンピシリン）へ変更
ⓓメロペネムにバンコマイシンを追加

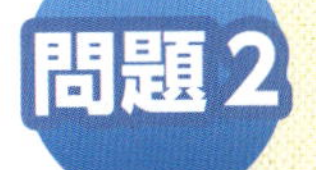

50歳男性（既往：糖尿病，うつ病，アレルギー：なし）.

急に出現した腹痛で動けなくなり顔色不良で，同居家族の要請により救急搬送された．来院時，体温38.2℃，脈拍140回/分，血圧76/44 mmHg，腹部膨満あり筋性防御を伴う腹痛が著明であった．造影CT検査で下部消化管穿孔の診断となり，緊急で腸管部分切除術および洗浄ドレナージ術が実施された．抗菌薬はメロペネム1.0 g 1日3回8時間ごとの投与が入院時より開始され，術後はICUへ入室となった．第3病日，ショック状態は離脱して全身状態は改善傾向であったが，入院時に採取された培養検査が下記の通り判明した.

・血液培養：*Escherichia coli*（2セット陽性）．各薬剤の感受性結果を表2に示す.

・術中腹水

塗抹：白血球とともに多数の腸内細菌様GNR（グラム陰性桿菌）を認める.

培養：*Enterococcus faecalis*（アンピシリン・スルバクタムを含め薬剤感受性は良好）

E. coli（血液培養から検出されたものと同じ薬剤感受性）

表2 *E. coli*に対する各薬剤の感受性結果

E. coli			
	判定		判定
アンピシリン	S	セフェピム	S
アンピシリン・スルバクタム	S	アズトレオナム	S
タゾバクタム・ピペラシリン	S	メロペネム	S
セファゾリン	S	アミカシン	S
セフメタゾール	S	ゲンタマイシン	S
セフトリアキソン	S	レボフロキサシン	S
セフタジジム	S		

S：感受性，R：耐性.

Q 抗菌薬は何を選択するか？

ⓐセフトリアキソンへ変更　ⓑアンピシリン・スルバクタムへ変更

ⓒアンピシリンへ変更　ⓓメロペネムを継続

問題3

80歳女性（既往：脳梗塞で施設に入所中，アレルギー：なし）．
本日になり悪寒を伴う39℃の発熱があり反応が悪いとのことで入所施設より救急搬送された．来院時，体温38.9℃，脈拍110回/分，血圧96/65 mmHg．左腰部CVA叩打痛を認めたが，その他に異常所見はみられなかった．尿検査では膿尿を認め，グラム染色で多数の腸内細菌様GNRが確認された．急性左腎盂腎炎の診断となり，メロペネム1.0 g 1日3回8時間ごとの投与が開始され入院となった．入院後，解熱は得られ全身状態は改善傾向であったが，入院時に採取された培養検査が下記の通り判明した．

・血液培養は陰性
・尿培養検査
　塗抹：白血球とともに多数の腸内細菌様GNRを認める．
　培養：*E. coli*（ESBL産生菌）を検出．*E. coli*に対する各薬剤の感受性結果を表3に示す．

表3　*E. coli*に対する各薬剤の感受性結果

E. coli（ESBL産生菌）			
	判定		判定
アンピシリン	R	セフェピム	R
アンピシリン・スルバクタム	R	アズトレオナム	R
タゾバクタム・ピペラシリン	R	メロペネム	S
セファゾリン	R	アミカシン	S
セフメタゾール	S	ゲンタマイシン	S
セフトリアキソン	R	レボフロキサシン	R
セフタジジム	R		

S：感受性，R：耐性．

Q 抗菌薬は何を選択するか？

ⓐセフメタゾールへ変更　ⓑセファゾリンへ変更
ⓒアンピシリンへ変更　ⓓメロペネムを継続

問題4

60歳男性（既往：糖尿病，アレルギー：なし）．

数週間前から続く微熱と腰痛の増悪にて内科外来を受診，精査にて化膿性椎体炎の診断で入院となった．入院後，血液培養とCTガイド下骨生検で得られた検体から薬剤感受性が良好な*S. agalactiae*が同定され治療中である．現在はアンピシリンの点滴静注（感染性心内膜炎については現段階では否定されているものとする）を開始し，治療開始から7日目となった．抗菌薬加療を開始してからは解熱して腰痛も改善傾向となり，CRPなどの炎症所見は陰性化していないものの低下傾向にある．

Q 抗菌薬は何を選択するか？

ⓐアンピシリンの点滴静注を継続
ⓑいったん抗菌薬は中止
ⓒアンピシリンの内服へ変更
ⓓアモキシシリンの内服へ変更

ⓒペニシリンG（またはアンピシリン）へ変更

感染症診療のロジックを再確認～自分は何を治療している？

問題1の症例は薬剤感受性が良好な*S. pneumoniae*による肺炎であり，薬剤感受性検査の結果をもとにペニシリンG（またはアンピシリン）を選択しました（アンピシリンは薬剤感受性検査でのペニシリンGの結果を参考として選択します[1]）．来院時の喀痰塗抹検査結果，治療後の経過がよいこと，患者背景などから，喀痰から培養されたMRSA（メチシリン耐性黄色ブドウ球菌）や尿から培養された*P. aeruginosa*は今回の原因微生物とは考えにくいといえます．初療時の感染臓器を詰めるプロセス，原因微生物の推定・評価が重要となります．

● 感染臓器と原因微生物の評価

発熱だからといってやたら滅多にいろいろな培養検査を提出して，感染臓器や原因微生物の評価をせずに抗菌薬を使い続けている「とりあえず培養」や「とりあえず抗菌薬」を目にすることがあります．「感染臓器から採取した検体の培養検査で同定されたすべての微生物」や「感染臓器ではないところから採取しとりあえず提出した検体の培養検査で同定された微生物」を治療していては，不要な抗菌薬の使用や誤った診断になりかねません．**患者さんへの病歴聴取や身体診察から具体的な感染臓器とどういった微生物が原因となっているかを評価する必要があります．**

感染症診療では患者背景や感染臓器から原因となる微生物を十分に推測または同定して抗菌薬を選択する必要があり，そういった事前の評価がなければ培養結果が判明した後の抗菌薬選択もできません．事前の評価が十分されずに抗菌薬を使用することが，感染症のマネージメントがうまくいかなくなる原因の1つともいえます[2～5]．

Advanced Lecture

① MRSA肺炎

MRSAが肺炎の原因微生物となる頻度は少ないものの，MRSA肺炎は重篤となることがあるため注意が必要です．ある報告によると，MRSA肺炎は嚥下機能障害や気道の解剖学的な異常（喉頭切除や腫瘍摘出後の喉頭機能不全，肺癌など）のある患者群で多くみられ，上記患者群では良質な喀痰のグラム染色で黄色ブドウ球菌を示唆するGPC（グラム陽性球菌）が多数認められました[6, 7]．MRSA肺炎においても，患者背景と喀痰のグラム染色所見から原因微生物を推測することが診断に至る重要なポイントといえそうです．

ⓑアンピシリン・スルバクタムへ変更

de-escalationとは？

問題2の症例では下部消化管穿孔による敗血症性ショックの状態でメロペネムの投与が開始されましたが，入院時に採取された血液培養検査からは感受性良好な*E. coli*，腹水培養からは同様に感受性良好な*E. coli*と*E. faecalis*が同定されました．薬剤感受性検査からはアンピシリンへde-escalationが可能かと思われますが，下部消化管穿孔では血液培養検査や腹水培養検査だけでは検出しにくい嫌気性菌（特にバクテロイデス）も原因微生物として考慮する必要があるため，今回はまずアンピシリン・スルバクタムを選択します．

1）empiric therapyからdefinitive therapyへ

培養検査結果は重要な情報ですが，**培養検査の結果だけを参考にして抗菌薬を選択することがde-escalationではない**ことを改めて確認しましょう．患者さんの病態をもとにまず原因微生物を推測して抗菌薬を選択することがempiric therapy（経験的治療）ですが，そこから培養検査結果などを参考に原因微生物を同定して抗菌薬を選択することがdefinitive therapy（最適治療）なのです．この一連の流れがde-escalation（場合によってはescalationとなることも）であり，抗菌薬を選択するうえで大事なプロセスになります．

2）培養検査が陰性でも考慮する必要のある微生物

先に述べたように「培養検査で同定された微生物＝原因微生物」ではないですし，「培養検査で同定されなかった微生物＝原因微生物ではない」とも言い切れません．培養検査で同定されなかった微生物のなかにも原因微生物として考えるべき重要なものがあります．例えば，**問題2**の症例のように下部消化管穿孔による腹腔内感染症では腸内細菌が原因微生物となることが多く，その多くがGNRや偏性嫌気性菌（特にバクテロイデス）であり，時に複数の微生物が関与することもあります．この嫌気性菌は培養検査で陽性となりにくいものの原因微生物として占める割合は高いため，たとえ培養検査で同定されなくても原因微生物として考慮する必要があります．なお，同様に培養検査で同定されにくい微生物として肺炎球菌も有名です[1～4]．

ⓐセフメタゾールへ変更

de-escalationって必要なの？

問題3の症例はESBL（基質拡張型βラクタマーゼ）産生菌が同定された腎盂腎炎です．ESBL産生菌については一般的にカルバペネム系抗菌薬が選択されますが，臨床経過が改善して安定していることや菌血症に至っていないことから，薬剤感受性検査をもとに比較的安全にメロペネムからセフメタゾールへ変更できると考えます（後述のAdvanced Lecture②参照）．

● de-escalationの必要性

感染症診療で抗菌薬を使用するにあたり，効果がある抗菌薬を何でも使ってよいわけではなく，下記のような前提のもとに適切な抗菌薬を選択してde-escalationをする必要があります．

① maximal efficacy：最大限の効果がある
② minimal toxicity：副作用や毒性を最小限にする
③ minimal development of resistance：薬剤耐性菌を増やさない

上記③に関しては，選択圧をかけることで薬剤耐性を獲得した微生物を増やさないために，可能な限り狭域な抗菌薬を使用する姿勢が重要といえます．特に最近は抗菌薬適正使用プログラム（antimicrobial stewardship program）やAMR対策アクションプランといった世界的また全国的な取り組みが開始されており，薬剤耐性菌の治療のための適切なde-escalationを覚えていただけたらと思います[2, 8〜10]．

Advanced Lecture

② ESBL産生菌に対するセフメタゾールの有効性

ESBL産生菌の治療についてはカルバペネム系抗菌薬が推奨されることが多いですが，日本を中心にセフメタゾールの有効性について検討された後方視的研究が複数発表されています．血液悪性腫瘍や好中球減少のある症例を除いて，ESBL産生菌による尿路感染症や菌血症においては，臨床経過が安定している場合にカルバペネム系抗菌薬と比較して非劣勢が示されています[11〜15]．

ⓐアンピシリンの点滴静注を継続

内服薬へ切り替えるタイミング～「COMS」

問題4は化膿性椎体炎で点滴による抗菌薬治療をされて症状など含め全身状態は改善している症例ですが，少なくとも2週間は点滴加療が必要な疾患であり，現段階で内服薬に変更が可能な条件を十分に満たしたとはいえません．

1）内服薬へ切り替えるタイミング

抗菌薬での治療期間が長期に及ぶ感染症の治療では，状況によっては内服薬へ切り替えて加療が継続される場合もあります．内服薬への切り替えが可能かどうかの指標の1つに「COMS」というものがあります[16]．

C：Clinical improvement observed　臨床症状の改善がみられる

O：Oral route is not compromised　経口投与が続けられる

※嘔吐，重度の下痢症，腸管の吸収障害，嚥下障害などがない

M：Markers showing a trend towards normal　臨床的な指標が正常値に向かう

※少なくとも24時間は発熱がなく，バイタルサインの異常（脈拍>90回/分，呼吸数>20回/分，血圧が不安定），好中球減少を含めた白血球の異常がない（異常値であれば改善傾向であること）

S：Specific indication/deep-seated infection　特定の感染症（表4）ではない

表4　内服薬への切り替えにリスクを伴う感染症

投与開始から2週間は静脈投与による抗菌薬治療が必要な感染症	・肝膿瘍 ・骨髄炎，敗血症を伴う関節炎 ・膿胸 ・肺化膿症
静脈投与による抗菌薬治療が必要な感染症	・*S. aureus* 菌血症 ・壊死性軟部組織感染症（壊死性筋膜炎など） ・好中球減少を伴う化学療法中の重症感染症 ・人工関節など人工物の感染症 ・髄膜炎/脳炎 ・頭蓋内膿瘍 ・縦隔炎 ・感染性心内膜炎 ・嚢胞性線維症/気管支拡張症の増悪 ・十分にドレナージされていない膿瘍や膿胸

文献14，16を参考に作成．

表5　内服抗菌薬のbioavailability

内服でのbioavailabilityが高い薬剤	アモキシシリン	74〜92％
	クラブラン酸・アモキシシリン	データなし
	セファレキシン	90〜99％
	セファクロル	50〜90％
	レボフロキサシン	98％
	ミノマイシン	90〜100％
	ドキシサイクリン	90〜100％
	クリンダマイシン	>90％
	ST合剤	95〜100％
	メトロニダゾール	80〜99％
	リネゾリド	100％
内服でのbioavailabilityが低い薬剤	アンピシリン	62％
	第3世代セファロスポリン系 ※セフジトレン，セフカペン，セフジニルなど	16〜25％
	バンコマイシン	データなし

※データがないものは一般的に予測されるbioavailabilityとしている．
文献3〜5を参考に作成．

2）bioavailabilityの問題

内服で抗菌薬を使用する際の注意点はいくつかありますが，特に内服薬でのbioavailabilityが問題になります．抗菌薬の内服薬はたくさんありますが，なかには内服でのbioavailabilityが低くなるものがあり（**表5**），**問題4**の症例ではアンピシリンの静注薬から内服薬へ切り替える場合はアモキシシリンへ変更するなど注意が必要です．

引用文献

1）Clinical and Laboratory Standards Institute：M100-S25 Performance Standards for Antimicrobial Susceptibility Testing；Twenty-Fifth Informational Supplement. 2015
2）「感染症診療のロジック 患者さんのモンダイを解決するキホンとアプローチ法」（大曲貴夫／著），南山堂，2010
3）「抗菌薬 虎の巻 第2版」（大曲貴夫／監，坂野昌志，他／著），南山堂，2016
4）「抗菌薬について内心疑問に思っていることQ＆A」（大曲貴夫／編），羊土社，2009
5）「レジデントのための感染症診療マニュアル 第3版」（青木 眞／著），医学書院，2015
6）「市中感染症診療の考え方と進め方 第2集」（IDATENセミナーテキスト編集委員会／編），医学書院，2015
7）Musher DM, et al：The current spectrum of *Staphylococcus aureus* infection in a tertiary care hospital. Medicine（Baltimore），73：186-208, 1994
8）早川佳代子，他（訳）：抗菌薬適正使用プログラムの実施：米国感染症学会および米国医療疫学学会によるガイドライン．2016
9）厚生労働省：薬剤耐性（AMR）対策について．http://www.mhlw.go.jp/stf/seisakunitsuite/bunya/0000120172.html
10）AMR臨床リファレンスセンター：http://amr.ncgm.go.jp
11）岩田健太郎：De-escalationを総括する．J-IDEO，1：5-16，2017

12）Paterson DL, et al：Extended-spectrum beta-lactamases：a clinical update. Clin Microbiol Rev, 18：657-686, 2005

13）Doi A, et al：The efficacy of cefmetazole against pyelonephritis caused by extended-spectrum beta-lactamase-producing *Enterobacteriaceae*. Int J Infect Dis, 17：e159-e163, 2013

14）Matsumura Y, et al：Multicenter retrospective study of cefmetazole and flomoxef for treatment of extended-spectrum-β-lactamase-producing *Escherichia coli* bacteremia. Antimicrob Agents Chemother., 59：5107-5113, 2015

15）Fukuchi T, et al：Cefmetazole for bacteremia caused by ESBL-producing enterobacteriaceae comparing with carbapenems. BMC Infect Dis, 16：427, 2016

16）Nottingham University Hospitals：Guideline for the intravenous to oral switch of antibiotic therapy. 2010

13

問題1 問題2 問題3 問題4 問題5

抗菌薬のやめどき・治療がうまくいかないときのアプローチ

山本泰正，倉井華子

はじめに

感染症を治療して患者さんの状態がよくなってきた場合，いつまで抗菌薬を続ければよいのか？ 患者さんの状態がよくなっていない場合，すぐに別の抗菌薬に変えた方がよいのか？ 経過をこのままみてもよいのか？ 本稿ではそのような疑問について，頻度の高い疾患を例に簡単に解説したいと思います．

問題1

生来健康な60歳代男性．昨日からの発熱，咳，膿性痰を主訴に外来を受診した．SpO_2 93％（room air），胸部単純X線写真で左下肺に浸潤影と，喀痰グラム染色で肺炎球菌を疑うグラム陽性球菌を認めた．肺炎球菌性肺炎の診断でアモキシシリンを7日分（1回500 mg 1日4回）処方し帰宅させた．

1週間後の外来では，自覚症状は改善し，SpO_2 98％（room air）と軽快していたが肺陰影は残存し採血ではCRPは5.8 mg/dLであった．

Q この時点で最も適切な対応はどれか？

ⓐ CRPが正常化するまで，アモキシシリンを継続する
ⓑ 胸部X線写真の陰影が改善していないので，別の抗菌薬に変更する
ⓒ 抗菌薬を終了する
ⓓ 直ちにCT検査を行う

問題2 生来健康な40歳代女性．数日前からの38℃台の発熱，嘔気を主訴に外来を受診した．左肋骨脊柱角（costovertebral angle：CVA）の叩打痛と尿のグラム染色で白血球とグラム陰性桿菌を認めた．急性腎盂腎炎として入院させ，血液培養を採取，セフトリアキソン1回2g 1日1回の点滴治療を開始した．入院2日目，38〜39℃台の発熱は持続しているが，血圧低下なく悪化傾向はなかった．尿のグラム染色の再検では，細菌をみとめなかった．

Q この時点で最も適切な対応はどれか？

ⓐ直ちに採血して白血球やCRPを調べる
ⓑ別の抗菌薬に変更する
ⓒこのまま治療継続して経過をみる
ⓓ直ちに腹部エコーもしくはCT検査を行う

問題3 高血圧，高尿酸血症で近医通院中の70歳代男性．数日前からの38℃台の発熱，嘔気を主訴に外来を受診した．左CVA叩打痛を認め，尿のグラム染色では白血球とグラム陰性桿菌を認めた．急性腎盂腎炎の診断で入院させ，尿と血液培養を採取しセフトリアキソン1回2g 1日1回の点滴治療を開始した．尿および血液培養からは大腸菌が検出された．入院5日目の時点で発熱とCVA叩打痛は持続していた．尿，血液培養から検出された大腸菌はセフトリアキソンに感受性があった．

Q この時点で最も適切な対応はどれか？

ⓐ直ちに採血して白血球やCRPを調べる
ⓑ別の抗菌薬に変更する
ⓒこのまま治療継続して経過をみる
ⓓ腹部エコーもしくはCT検査を行う

問題4

脂質異常症で近医通院中の60歳代男性．数日前から右下腿に境界不明瞭な発赤・腫脹・熱感を認め外来を受診した．来院時，血圧145/80 mmHg，脈拍80回/分，体温37.4℃．右外踝から膝下まで圧痛を伴う腫脹と境界不明瞭な発赤を認めた．右趾間に痂皮を伴う亀裂が生じている．右下肢の超音波検査では血栓や膿瘍は認めなかった．蜂窩織炎の診断で外来で治療する方針とし，セファレキシン1回500 mg 1日4回の内服治療を開始した．治療開始6日目の時点で，下腿の腫脹・熱感は改善していたが，発赤は改善がみられるものの一部残存していた． 採血ではCRPは2.0 mg/dLであった．

Q この時点で最も適切な対応はどれか？

ⓐ CRPが正常化するまで，セファレキシンを継続する
ⓑ 抗菌薬をアンピシリン・スルバクタムに変更する
ⓒ 抗菌薬を終了する
ⓑ 抗菌薬をバンコマイシンに変更する

問題5

脂質異常症で近医通院中の70歳代男性．心窩部痛と発熱を主訴に救急外来を受診した．来院時，血圧154/90 mmHg，脈拍110回/分，体温38.2℃，呼吸数20回/分，心窩部に圧痛を認めた．腹部超音波検査では肝内胆管の拡張と総胆管に胆石を疑うstrong echoを認めた．胆管炎の診断で血液培養を提出し，アンピシリン・スルバクタム1回3 g 1日4回の静注を開始した．同日に内視鏡的逆行性胆管造影を行い，胆汁を採取し胆石を除去した． 胆汁のグラム染色では白血球とグラム陰性桿菌を認めた．入院3日目には解熱し心窩部痛は改善していた．後日，胆汁と血液培養から感受性の保たれている *Klebsiella pneumoniae* が検出された．
入院5日目に再度38℃台の発熱を認めたが，全身状態は良好で心窩部痛は改善し食事摂取も可能であった．血液培養の再検を行いアンピシリン・スルバクタムを継続した．入院8日目，肝胆道系酵素は改善傾向であったが熱は持続していた．造影CTでは胆管拡張や肝膿瘍はなく，ほかの熱源となりうる所見も認めなかった．再検した血液培養から細菌は検出されていなかった．

Q この時点で最も適切な対応はどれか？

ⓐ 解熱するまでアンピシリン・スルバクタムを継続する
ⓑ 抗菌薬をメロペネムに変更する
ⓒ バンコマイシンを追加する
ⓓ 抗菌薬を終了する

ⓒ抗菌薬を終了する

市中肺炎の経過と治療のやめどき

肺炎の治癒過程を知っておくことが大切です．肺炎は適切な抗菌薬を投与すると，喀痰の量・呼吸回数・喀痰グラム染色所見・酸素化能など臓器（肺）に特異的な所見が改善します[1]．しかし胸部単純X線写真での肺陰影の改善は遅く，Brunsらによると肺炎治療開始7日後に浸潤影が消失していたのは25.1％，28日後でも37.9％に浸潤影が残存していました[2]．**CRPや肺陰影が完全に改善するまで抗菌薬を継続する必要はありません．**

問題1の症例では臨床症状は問題なく，抗菌薬を終了して経過をみます．

● 肺炎の治療期間

現行のIDSA（米国感染症学会）ガイドライン[3]では最低5日間の抗菌薬投与が推奨されています．

Hayashiらによると5つのRCT（ランダム化比較試験）において，市中肺炎に対して5日間とそれ以上の治療期間で臨床的な差がないとされています（**表1**）[4]．メタ分析では，7日間以内の治療期間で安全な治療が可能とされています[4]．このようなデータから肺炎の治療期間は5～7日間程度が一般的です．ただし黄色ブドウ球菌のような壊死性病変を伴いやすい微生物では長い治療期間が必要となる場合もあります．

適切な抗菌薬が投与されていても改善がない場合は，膿胸や肺膿瘍が生じた可能性があります．ドレナージが十分にできていない膿胸や肺膿瘍を伴う場合では治療の延長を検討します．

問題2 解答　ⓒこのまま治療継続して経過をみる

単純性腎盂腎炎の経過と治療のやめどき

急性腎盂腎炎の場合，原則として入院で加療を行います．適切な抗菌薬を投与しても治療開始してから解熱までに48～72時間かかります[5]．治療開始後72時間経過しても改善がない場合は，さらなる精査や治療方針の変更を検討します．**問題2**の症例は治療開始の2日目であり，全身状態が落ち着いていれば慌ててCTなどの精査や抗菌薬の変更をせずに経過をみます．

表1　肺炎の抗菌薬治療期間の検討

著者・年	感染タイプ	短期治療	比較治療	対象患者数	結果
Siegel, et al. 1999	市中肺炎	セフロキシム 750 mg 8時間ごと静注2日間，その後セフロキシム・アキセチル 500 mg 12時間ごと経口5日間，計7日間	セフロキシム 750 mg 8時間ごと静注2日間，その後セフロキシム・アキセチル 500 mg 12時間ごと経口8日間，計10日間	52	臨床的治癒に差はなし
Leophonte, et al. 2002	市中肺炎	セフトリアキソン 1 g 1日1回静注，5日間	セフトリアキソン 1 g 1日1回静注，10日間	244	臨床的治癒に差はなし
Dunbar, et al. 2003	市中肺炎	レボフロキサシン 750 mg 1日1回静注/経口，5日間	レボフロキサシン 500 mg 1日1回静注/経口，10日間	528	臨床的治癒および細菌学的結果に差はなし
Dunbar, et al. 2004	市中肺炎 非定型肺炎	レボフロキサシン 750 mg 1日1回静注/経口，5日間	レボフロキサシン 500 mg 1日1回静注/経口，10日間	149	臨床的治癒および細菌学的結果において非劣性
Leophonte, et al. 2004	市中肺炎	ゲミフロキサシン 320 mg 1日1回，7日間	クラブラン酸・アモキシシリン 1,000/125 mg，10日間	320	臨床的治癒，細菌学的結果および画像所見に差はなし
Tellier, et al. 2004	市中肺炎	テリスロマイシン 800 mg 1日1回経口，5日間	テリスロマイシン 800 mg 1日1回経口，7日間	378	臨床的治癒および細菌学的結果に差はなし
Tellier, et al. 2004	市中肺炎	テリスロマイシン 800 mg 1日1回経口 5日間 or 7日間	クラリスロマイシン 500 mg 1日2回経口，10日間	559	臨床的治癒および細菌学的結果に差はなし
El Moussaoui, et al. 2006	市中肺炎	アモキシシリン 1 g 6時間ごと静注，3日間	アモキシシリン 1 g 6時間ごと静注，3日間，その後 アモキシシリン 750 mg 8時間ごと経口5日間，計8日間	119	臨床的治癒および画像所見の改善において非劣性
File, et al. 2007	市中肺炎	ゲミフロキサシン 320 mg 1日1回経口，5日間	ゲミフロキサシン 320 mg 1日1回経口，7日間	510	臨床的治癒，細菌学的結果および画像所見の改善において非劣性
Chastre, et al. 2003	人工呼吸器関連肺炎	8日間	15日間	401	死亡率と再発率に差はなし 抗菌薬不使用の日数：13.1対8.7 (P <0.001)

文献4より肺炎に関する項目を引用．ゲミフロキサシンは日本未発売．

● 腎盂腎炎の治療期間

IDSAガイドラインでは，単純性急性腎盂腎炎に対してβラクタム系抗菌薬静注で10〜14日間の治療を推奨しています[6]．この推奨はStammらによって実施された，2週間のアンピシリン〔またはトリメトプリム・スルファメトキサゾール（TMP-SMX，ST合剤）〕が6週間のアンピシリン（またはTMP-SMX）と比較して臨床治癒率に差がないことを示したRCTに基づきます（**表2**）．

また成人の急性腎盂腎炎で短期（7〜14日）と長期（14〜42日）の抗菌薬投与期間を比

表2　急性腎盂腎炎の抗菌薬治療期間の検討

著者・年	感染タイプ	短期治療	比較治療	対象患者数	結果
Gleckman, et al. 1985	急性腎盂腎炎	ゲンタマイシン or トブラマイシン1.5〜1.75 mg/kg 8時間ごと 静注48〜72時間，その後 TMP-SMX 160/800 mg 1日2回経口，7〜8日間，計 9〜11日間	ゲンタマイシン or トブラマイシン1.5〜1.75 mg/kg 8時間ごと 静注48〜72時間，その後 TMP-SMX 160/800 mg 1日2回経口，18〜19日間，計20〜22日間	54	臨床的治癒率に差はなし
Stamm, et al. 1987	急性腎盂腎炎	アンピシリン 500 mg 6時間ごと経口，2週間	アンピシリン 500 mg 6時間ごと経口，6週間	27	臨床的治癒率に差はなし
Stamm, et al. 1987	急性腎盂腎炎	TMP-SMX 160/800 mg 12時間ごと経口，2週間	TMP-SMX 160/800 mg 12時間ごと経口，6週間	33	臨床的治癒率に差はなし
Jernelius, et al. 1988	急性腎盂腎炎	ピバンピシリン・ピブメシリナム 500/400 mg 1日3回経口，7日間	ピバンピシリン・ピブメシリナム 500/400 mg 1日3回経口，7日間，その後250/200 mg 1日3回経口，14日間，計21日間	77	細菌学的所見の改善：28％対69％ (P＝0.04)
De Gier, et al. 1995	急性腎盂腎炎	フレロキサシン 400 mg 1日1回，7日間	フレロキサシン 400 mg 1日1回，14日間	54	臨床的治癒率に差はなし
Talan. 2000	急性腎盂腎炎	シプロフロキサシン 500 mg 1日2回，7日間	TMP-SMX 160/800 mg 1日2回，14日間	255	臨床治癒率：96％対83％ (P＝0.02)
Klausner, et al. 2007	急性腎盂腎炎	レボフロキサシン750 mg 1日1回，5日間	シプロフロキサシン 500 mg 1日2回，10日間	192	臨床的治癒率および細菌学的所見に差はなし
Peterson, et al. 2008	急性腎盂腎炎	レボフロキサシン 750 mg 1日1回，5日間	シプロフロキサシン 500 mg 1日2回，10日間	1,109	臨床治癒率および細菌学的所見において非劣性

文献4より急性腎盂腎炎に関する項目を引用．ピバンピシリン・ピブメシリナムは日本未発売．

較したメタ分析では，臨床的治癒，細菌学的有効性，再発および有害事象に関して統計学的な有意差はありませんでした[7]．

ⓓ腹部エコーもしくはCT検査を行う

複雑性腎盂腎炎での考え方

問題3の症例は急性腎盂腎炎ですが，**問題2**の症例と違い治療開始から72時間以上経過しても解熱していません．腹部CTを撮影したところ左尿管に結石が嵌頓しており水腎症を認めました．このためドレナージが必要な複雑性腎盂腎炎として泌尿器科医にコンサルトし，ドレナージをして改善しました．

● 治療がうまくいかないときのアプローチ

このような通常の経過と違う場合では，漫然と抗菌薬を継続するだけではなく，以下のような精査，検討を行います．

❶ 尿路に閉塞起点など解剖学的な異常はないか？

尿路の閉塞起点（尿管結石，尿管狭窄，膀胱留置カテーテル閉塞など），膿瘍形成，気腫性病変などの検索目的に腹部エコーやCTなどの画像評価を行います．閉塞起点や膿瘍が認められた場合は，外科的ドレナージや閉塞解除を目的として泌尿器科医にコンサルトします．

❷ 本当に最初の診断が正しかったか？ 感染症以外の併存疾患がなかったか？

腎盂腎炎の経過で，発熱が持続（>72時間）している場合，腎盂腎炎以外の要因も考えられます．例えば薬剤熱，腫瘍熱，偽膜性腸炎，血栓症，ピロリン酸カルシウム結晶沈着症（偽痛風）など感染症以外の可能性も考えられます〔「効果判定・経過観察のしかた」表2（p.131）を参照〕．尿路感染以外でも，腹腔内の炎症（骨盤内感染症，憩室炎，胆道系感染症，腫瘍など）の波及で尿中に白血球が出てくることもあります．本当に尿路感染で正しいのか，という意識をもっておくことが大事です．

❸ 選択した抗菌薬は適切であったか？ 変更が必要か？

尿，血液培養の結果を確認します．治療がうまくいっていない場合だけでなく，経過が良好な場合でもより狭域な抗菌薬への変更（de-escalation）ができる可能性があります．抗菌薬を投与する前には培養を採取しておくことが大切です．起因菌の感受性を確認して，無効な抗菌薬であれば変更が必要です．また有効な抗菌薬の場合でも，適切な分量と回数で投与されているかの確認も必要です．

ⓒ抗菌薬を終了する

蜂窩織炎での考え方

IDSAのガイドライン[8]では，蜂窩織炎で全身状態が安定している場合，外来で経口抗菌薬による治療を推奨しています．β溶血性レンサ球菌および黄色ブドウ球菌をカバーする抗菌薬を選択します．**CRPや局所所見が完全に改善するまで抗菌薬を継続する必要はありません．問題4**の症例では臨床経過は問題なく，抗菌薬を終了して経過をみます．

1）蜂窩織炎の治療期間

2014年のIDSAガイドライン[8)]では，臨床経過がよければ局所所見が完全に改善していなくても5日間の抗菌薬治療で終了してよいとされています．Hepburnらの研究[9)]では，5日間と10日間の抗菌薬治療効果は同等で臨床的な差がないとされています．リンパ浮腫を伴う蜂窩織炎では，治療に対する改善がみられてから最低14日間の治療が推奨されています[10)]．局所の炎症所見が改善するまで1〜2カ月の治療が必要な場合もあります．

2）治療がうまくいかないときのアプローチ

❶ 診断は本当に蜂窩織炎でよかったのか？

外観で蜂窩織炎と見分けがつきにくい疾患として深部静脈血栓症，湿疹，皮下血腫，遊走性紅斑などがあります[11)]．蜂窩織炎という診断が正しいのか確認が必要です．

❷ 下肢の膿瘍はないか？

膿瘍がある場合は，ドレナージが必要になります．身体所見による膿瘍の感度は75〜90％,特異度は55〜83％です．超音波検査では感度89〜98％,特異度64〜88％と報告されています[12)]．外観から膿瘍の有無を判断するのは困難で，積極的に超音波検査を施行します．

❸ 適切な抗菌薬が選択されているか？

蜂窩織炎の起因菌としてはβ溶血性レンサ球菌と黄色ブドウ球菌の頻度が高いです[13)]．米国の報告では典型的な蜂窩織炎でMRSAが起因菌になることは稀です．しかし膿瘍を伴う蜂窩織炎の場合はCA-MRSA（community acquired-MRSA：市中感染のMRSA）の場合が多く，ドレナージに加えてMRSAをカバーする抗菌薬を選択します[11)]．日本ではCA-MRSAによる皮下膿瘍の報告は少なく，初期治療の際はMRSAをカバーしないセファレキシンを選択します．また第3世代セファロスポリンのような腸管からの吸収率が低い内服抗菌薬で治療されていないかどうかも確認が必要です．

ⓓ抗菌薬を終了する

胆管炎に隠れた薬剤熱

薬剤熱は入院患者の10％で認められるという報告[14)]もあります．薬剤熱を診断するにあたり，感度・特異度の高い検査はありません．薬剤熱の比較三原則（熱の割に比較的元気，比較的徐脈，比較的CRP低値）は有名ですが，あてはまらない症例も多く注意が必要

表3　薬剤熱の原因薬剤別頻度

高頻度 (common)	アトロピン，アムホテリシンB，アスパラギナーゼ，バルビツレート，ブレオマイシン，メチルドパ，ペニシリン，セファロスポリン，フェニトイン，プロカインアミド，キニジン，サリチル酸，サルファ剤（サルファ含有下剤も含む），インターフェロン
中等度 (less common)	アロプリノール，アザチオプリン，シメチジン，ヒドララジン，ヨウ化薬，イソニアジド，リファンピシン，ストレプトマイシン，イミペネム，バンコマイシン，ニフェジピン，NSAIDs，メトクロプラミド
稀（rare）	サリチル酸（治療目的），副腎皮質ステロイド，アミノグリコシド，マクロライド，テトラサイクリン，クリンダマイシン，クロラムフェニコール，ビタミン剤

文献14より引用．

です．3〜5％[15)]の症例では発熱が唯一の症状とされています．

皮疹や好酸球増多を伴うケースは20％程度[16)]と少ないですが，所見がある場合は薬剤熱が疑わしくなります．**問題5**の症例では発熱以外の臨床経過は問題なく，薬剤熱を疑い抗菌薬を終了して経過をみます．

1）胆管炎の治療期間

2018年のTokyoガイドライン[17)]では，胆汁のドレナージができ臨床経過がよければ4〜7日間の抗菌薬治療が推奨されています．ただし腸球菌やレンサ球菌などグラム陽性球菌が血液培養から検出された場合は14日間の治療を推奨しています．ドレナージができていない場合や肝膿瘍を合併している場合は，治療期間の延長が必要です．

2）胆管炎の治療がうまくいかないときのアプローチ

❶ ドレナージは十分にできているか・肝膿瘍ができていないか？

肝膿瘍やドレナージ不良の胆管が存在する場合は，適切な抗菌薬が投与されているにもかかわらず熱が遷延することがあります．**ドレナージが十分にできているかをまず確認することが大事**です．

❷ 感染症以外の発熱の原因はなかったか？

ドレナージがされて適切な抗菌薬投与されているにもかかわらず熱が持続している場合，**問題3**の解説で述べたような別の原因を考えます．薬剤熱を疑った場合でも，必ず全身の診察を行いほかの熱源がないか検索します．**薬剤熱はあくまでも除外診断という意識が大切**です．

3）薬剤熱の特徴

薬剤熱は**表3**で示したようにさまざまな薬で起こります．抗菌薬は使用頻度も高いことから，日常診療で抗菌薬による薬剤熱を考えるケースはよくあります．

薬剤熱は原因薬剤の投与から7〜10日目に生じることが多いですが，どのタイミングでも起こります．原因がはっきりしない発熱に対して疑うことが重要です．薬剤を中止して解熱した場合，薬剤熱の可能性が高いです．薬剤中止から解熱までの時間は1.3±1.1日と報告されており，**中止して72時間以降も発熱が続く場合は，薬剤熱は否定的**です[18]．ただし，半減期の長い薬剤の場合は解熱まで時間がかかるので注意が必要です．

引用文献

1）Halm EA, et al：Time to clinical stability in patients hospitalized with community-acquired pneumonia：implications for practice guidelines. JAMA, 279：1452-1457, 1998

2）Bruns AH, et al：Patterns of resolution of chest radiograph abnormalities in adults hospitalized with severe community-acquired pneumonia. Clin Infect Dis, 45：983-991, 2007

3）Mandell LA, et al：Infectious Diseases Society of America/American Thoracic Society consensus guidelines on the management of community-acquired pneumonia in adults. Clin Infect Dis, 44：S27-S72, 2007

4）Hayashi Y & Paterson DL：Strategies for reduction in duration of antibiotic use in hospitalized patients. Clin Infect Dis, 52：1232-1240, 2011

5）Hooton TM：Clinical practice. Uncomplicated urinary tract infection. N Engl J Med, 366：1028-1037, 2012

6）Gupta K, et al：International clinical practice guidelines for the treatment of acute uncomplicated cystitis and pyelonephritis in women：A 2010 update by the Infectious Diseases Society of America and the European Society for Microbiology and Infectious Diseases. Clin Infect Dis, 52：e103-e120, 2011

7）Kyriakidou KG, et al：Short- versus long-course antibiotic therapy for acute pyelonephritis in adolescents and adults: a meta-analysis of randomized controlled trials. Clin Ther, 30：1859-1868, 2008

8）Stevens DL, et al：Practice guidelines for the diagnosis and management of skin and soft tissue infections：2014 update by the Infectious Diseases Society of America. Clin Infect Dis, 59：e10-52, 2014

9）Hepburn MJ, et al：Comparison of short-course（5 days）and standard（10 days）treatment for uncomplicated cellulitis. Arch Intern Med, 164：1669-1674, 2004

10）British Lymphology Society & The Lymphoedema Support Network：Consensus Document on the Management of Cellulitis in Lymphoedema. 2016
https://www.lymphoedema.org/images/pdf/CellulitisConsensus.pdf

11）Raff AB & Kroshinsky D：Cellulitis：A Review. JAMA, 316：325-337, 2016

12）Alsaawi A, et al：Ultrasonography for the diagnosis of patients with clinically suspected skin and soft tissue infections：a systematic review of the literature. Eur J Emerg Med, 24：162-169, 2017

13）Eriksson B, et al：Erysipelas：clinical and bacteriologic spectrum and serological aspects. Clin Infect Dis, 23：1091-1098, 1996

14）Johnson DH & Cunha BA：Drug fever. Infect Dis Clin North Am, 10：85-91, 1996

15）Tabor PA：Drug-induced fever. Drug Intell Clin Pharm, 20：413-420, 1986

16）Mackowiak PA：Drug fever：mechanisms, maxims and misconceptions. Am J Med Sci, 294：275-286, 1987

17）Gomi H, et al：Tokyo Guidelines 2018：antimicrobial therapy for acute cholangitis and cholecystitis. J Hepatobiliary Pancreat Sci, 25：3-16, 2018

18）Mourad O, et al：A comprehensive evidence-based approach to fever of unknown origin. Arch Intern Med, 163：545-551, 2003

参考文献・もっと学びたい人のために

1）「がん診療に携わる人のための 静がん感染症治療戦略」（伊東直哉，倉井華子/編著），日本医事新報社，2016
↑多くが非がん患者でもみられるコモンな感染症について症例ベースでわかりやすく掘り下げています．

2）「Mandell, Douglas, and Bennett's Principles and Practice of Infectious Diseases, 8th ed」（Bennett JE, et al, eds），Saunders, 2014
↑感染症の教科書といえばこれ．

14

問題1 問題2 問題3

菌血症のマネジメント

羽田野義郎

問題1

70歳男性．中咽頭がん，腹膜播種で入院中である．現在は腹膜播種による腸閉塞で絶食，中心静脈栄養による補液をされている．突然悪寒戦慄を伴う39℃の発熱が出現し，セフェピムが開始された．翌日発熱時に採取された血液培養2セット（末梢血・中心静脈カテーテル）からグラム陽性球菌が検出され（図1），バンコマイシンが追加となった．血液培養からは黄色ブドウ球菌（MSSA）が検出された．この時点で髄膜炎は否定的であった．

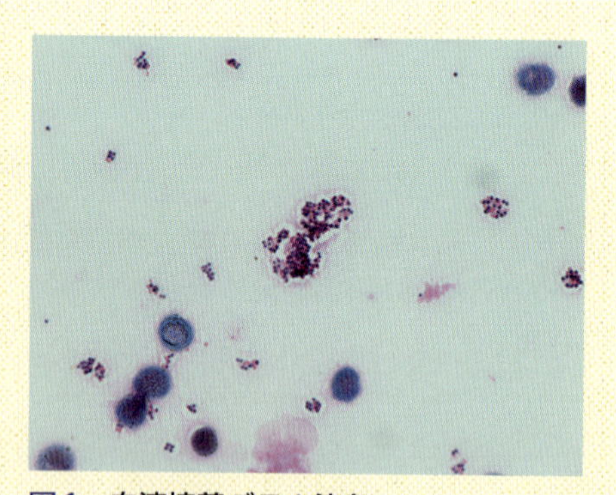

図1　血液培養グラム染色

Q この患者のマネジメントで正しいものはどれか？ すべて選べ．

ⓐ血液培養のフォロー

ⓑ心エコー

ⓒ抗菌薬をセファゾリンに変更する

ⓓ感染巣のドレナージができる部位があるかどうかの確認

問題2

82歳女性．大腸憩室穿孔で緊急手術後，腹腔内膿瘍をきたし，タゾバクタム・ピペラシリンで治療中である．入院14日目に，突然悪寒戦慄を伴う39℃の発熱が出現し，バンコマイシンが追加されたが，発熱は持続した．バンコマイシン開始3日目，発熱時に採取された末梢血の血液培養1セット好気ボトルのみから酵母様真菌が検出された（図2）．

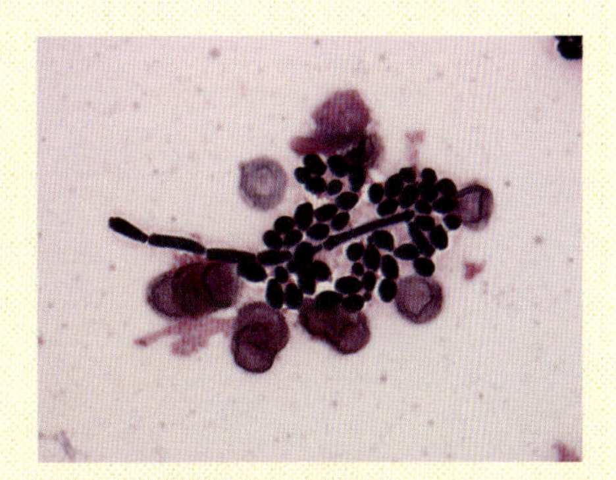

図2 血液培養グラム染色

Q この患者のマネジメントで正しいものはどれか？ すべて選べ.

ⓐミカファンギンを開始する
ⓑ眼科コンサルトを行う
ⓒ治療開始後，血液培養のフォローを行う
ⓓ感受性結果の確認を行う

問題3

80歳女性．施設入所中の発熱，尿路感染症の診断で入院中である．尿路感染症の経過は良好だが，入院後ADLや食欲が落ち，入院12日目の現在は末梢静脈輸液が1,000 mL/日で継続されている．悪寒戦慄を伴う39℃の発熱が出現し，診察を行うと図3のような点滴刺入部に一致した発赤を認めた．点滴内容を確認するとアミノ酸製剤が投与されており，発熱時に採取した血液培養2セットからは好気・嫌気ボトルともに**グラム陽性桿菌**が検出された．

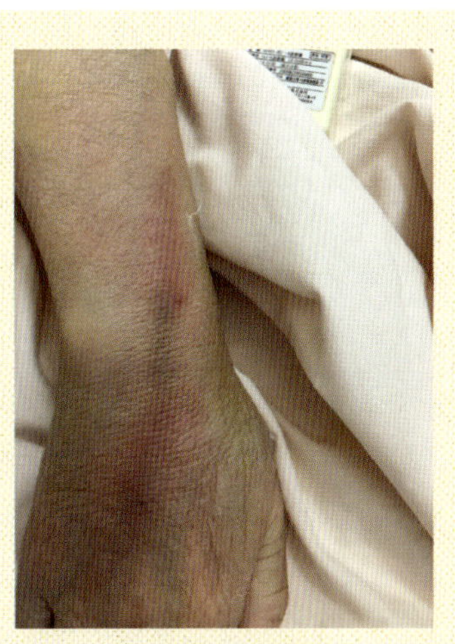

図3 点滴刺入部の発赤

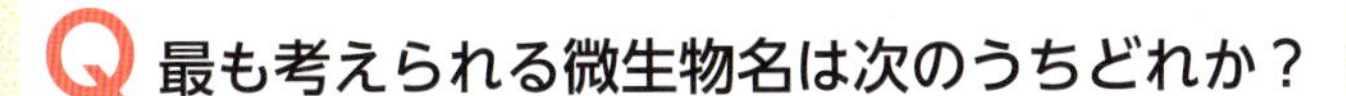

Q 最も考えられる微生物名は次のうちどれか？

ⓐ黄色ブドウ球菌　ⓑ表皮ブドウ球菌
ⓒ*Clostridium perfringens*　ⓓ*Bacillus cereus*

表1　黄色ブドウ球菌菌血症バンドル

バンドル	死亡率 オッズ比（95％ CI）
① **血液培養陰性化**を確認（48～96時間後）	2.83（1.78～4.49）
② 早期の感染巣**ドレナージ**（72時間以内）	4.56（2.12～9.79）
③ **心エコー**	2.50（1.42～4.41）
④ MSSA判明後**第1選択薬に変更**	1.79（1.15～2.78）
⑤ バンコマイシン投与時の**トラフ測定**	1.42（0.65～3.10）
⑥ 適切な治療期間	2.13（1.24～3.64）
すべて施行すると 30日死亡率	**0.56（0.34～0.93）**

文献2より．

すべて

黄色ブドウ球菌菌血症のマネジメント

黄色ブドウ球菌菌血症は頻度の高い菌血症ですが，その死亡率は高く（20～40％），播種性病変を生じるため状況に応じて探しにいく必要があり，ときに外科的な処置が必要になる，という一筋縄ではいかない特別な視点が必要な菌血症でもあります．感染症科コンサルテーションで予後が改善するという報告[1]は多数ありますので，感染症科や感染制御部へコンサルテーションをしましょう（もし感染症部門が存在しなくても，日本では総合内科や総合診療科などで感染症疾患を担当していることが多いと想定されますので，その場合はコンサルテーションをしてみましょう．要は感染症に詳しい先生方とマネージメントすることで予後が改善する可能性があるということです）．

1）黄色ブドウ球菌菌血症と診断したときの次の一手は？

原則として，黄色ブドウ球菌は血液培養1セットのみ陽性でも真の菌血症として治療します．診断後に行うべきことは**表1**にまとめています[2]．血液培養のフォロー，心エコー（全例に経食道心エコーを行うかは議論のあるところですが，閾値は低く設定），ドレナージすべき感染巣があればドレナージを検討する，第1選択薬の抗菌薬を使用する〔MSSA菌血症：セファゾリン（頭蓋内感染症など組織移行性を考慮すべき場合は後述の通り専門家にコンサルト），MRSA菌血症：バンコマイシン〕，などがあげられます．**問題1**の症例では，カテーテル関連血流感染症も疑われるため中心静脈カテーテルの抜去も検討すべきでしょう．

2）黄色ブドウ球菌菌血症：治療期間は？

黄色ブドウ球菌菌血症の治療期間は点滴治療を最低2週間，基本的には4週間であり，治

表2 黄色ブドウ球菌菌血症で2週間の治療期間を考慮できる条件

・糖尿病の合併がない
・免疫抑制状態ではない（ステロイド・免疫抑制薬など）
・感染したカテーテルを抜去している
・血管内に人工デバイスがない（ペースメーカー，血管グラフトなど）
・心内膜炎や化膿性血栓性静脈炎がない
・治療後72時間以内に解熱，菌血症が軽快している
・播種性の病変を示唆する所見がない

文献3より引用.

療期間をしっかりとるべき疾患です．椎体炎や膿瘍性病変を合併している場合は6週間が基本となります．2週間でよい条件は**表2**を満たしたときである，と米国感染症学会のカテーテル関連血流感染症のガイドライン[3]では触れられています．

3）黄色ブドウ球菌（MSSA）：第1選択の抗菌薬は？

表1の④にMSSA判明後第1選択薬に変更，とあります．日本では，第1世代セファロスポリン系抗菌薬のセファゾリンを選択することはすでに述べましたが，MSSAは培養結果だけみると，どの抗菌薬もS（susceptible：感受性あり）となっています．ではセファゾリンを使用しない場合，治療成功率はどうなるのでしょう？

例えば，透析患者のMSSA菌血症に対して，セファゾリン治療群とバンコマイシン治療群を比較すると，セファゾリン群の方が治療失敗率が低かったという研究があります（バンコマイシン群 31.2％ vs セファゾリン群 13％， p＝0.02）[4]．また，最近の研究ではMSSA菌血症に対して第3世代セファロスポリン系抗菌薬であるセフトリアキソンとセファゾリンを比較すると，やはりセファゾリン群の方が治療失敗率が低かったという結果でした（セファゾリン群 28.9％ vs セフトリアキソン群 54.5％，p＝0.029）[5]．MSSA菌血症のときは，移行性の問題などで使用できない理由がない限り極力セファゾリン〔1回1〜2 g，8時間ごと（腎機能正常時）〕を使用しましょう．移行性を考慮する場合は，頭蓋内移行性のある抗菌薬（セフトリアキソン，セフェピム，メロペネムなど）を用います．

※日本は第1選択薬であるナフシリン，オキサシリンが使用できないため，定説がありません．そのため，専門家にコンサルトします．

すべて

カンジダ血症のマネジメント

問題2の症例のグラム染色では酵母様真菌が検出されています．後日わかった培養結果

表3　代表的なカンジダ血症のリスクファクター

・広域抗菌薬使用の既往
・長期間の病院滞在（特に平均22日），ICU滞在
・細胞性免疫不全（例：ステロイド使用など），悪性腫瘍，糖尿病，HIV感染症
・栄養不良
・（腸管・心臓）手術後，術後の縫合不全
・熱傷，低出生体重児
・中心静脈カテーテル治療，中心静脈栄養
・*Candida*の定着状態
・長期間の好中球減少（好中球500/μL以下が7日間以上）
・APACHE Ⅱ スコア高値
・急性腎不全，透析
・高度の消化管粘膜炎

文献6より作成．

は*Candida albicans*でした．血液培養から酵母様真菌が検出された場合，最も頻度が高いのはカンジダ血症です．

カンジダ血症は成人・小児ともに院内感染症として増加傾向となっており，黄色ブドウ球菌菌血症と同様に，マネジメントをできるようになりたい感染症の1つです．カンジダ属は，口腔内，腸管に常在する酵母様真菌で，*Candida albicans*とnon-*albicans Candida*（*C. tropicalis*，*C. parapsilosis*，*C. glabrata*，*C. Krusei*など）に分類して理解しましょう．non-*albicans Candida*の場合，フルコナゾールの耐性が問題となります．施設のlocal factorにもよりますが，大まかに*Candida albicans*が50％，それ以外が50％とされてきましたが，近年はnon-*albicans Candida*の割合が増えてきていますので，施設の感受性結果（local factor）を確認しておきましょう．

代表的なカンジダ血症のリスクファクターを**表3**に示しました[6]．中心静脈カテーテル，中心静脈栄養（高カロリー輸液），広域抗菌薬使用，術後など，医療曝露が多い状況，例えばICU入室患者や免疫不全患者は特に注意が必要です．

また，培養されたカンジダ属をどう判断するかですが，例えば喀痰のみにカンジダが検出されている場合はほぼ100％コンタミネーションです（カンジダ肺炎はきわめて稀な疾患です．起こるとすれば血流感染の結果，播種性病変として肺に病変を生じる，といったパターンです）．一方，複数箇所から検出されている場合（喀痰，尿，創部から…など）は侵襲性カンジダ症を疑う手掛かりとなりえます．

1）カンジダ血症と診断したときの次の一手は？

黄色ブドウ球菌菌血症と同じく，カンジダ血症も血液培養1セットのみ陽性でも真の菌血症として治療します．カンジダ血症のバンドルは**表4**となります[7]．治療開始後の血液培養のフォロー，診断後1週間以内の眼科コンサルト（眼内炎のルールアウト），カテーテル関連血流感染症が疑われる場合は中心静脈カテーテルの抜去を行います．好中球減少症の場合のカンジダ血症は，好中球が回復してからも眼科に診てもらいましょう．

empiric therapyでは，眼内を含む頭蓋内移行性を考慮しない場合は，ミカファンギン

表4 カンジダ血症のバンドル

実施時期	バンドル項目	Key項目(7項目)	評価対象
治療開始時	①カンジダ血症診断後24時間以内に中心静脈カテーテル抜去	○	中心静脈カテーテル留置例
	②適切な抗真菌薬の初期選択	○	全例
	③適切な抗真菌薬の投与量	○	全例
治療開始後	④眼科的精査	○	全例
	⑤血液培養陰性化確認	○	全例
	⑥治療開始3～5日に臨床効果を評価し，抗真菌薬変更を検討	○	全例
	⑦適切な第2選択薬の選択		第2選択薬使用例
	⑧-1 血液培養陰性かつ臨床症状改善から最低2週間治療(臓器カンジダ症合併ではより長期)	○	全例
	⑧-2 血液培養陰性または臨床症状改善から最低2週間治療		全例
	⑨経口薬へのstep-down	○	全例

文献7より作成．

100 mg 24時間ごとで開始し，感受性を確認後，フルコナゾールに感受性があれば，フルコナゾール〔1回400 mg，1日1回（腎機能正常時）〕にスイッチすることが多いです（多くの病院では，血液培養陽性例のカンジダの感受性検査は自動的に行いますが，病院によっては，カンジダの感受性検査を医師側からお願いしないと感受性結果の確認が行われない場合があります．自施設の運用のルールを確認し，医師のオーダーが必要な場合は必ずこちらからお願いしましょう）．カンジダによるカテーテル関連血流感染症が疑われるケースでは，中心静脈カテーテルは抜去が強く勧められています[8]．治療期間は化膿性血栓性静脈炎や感染性心内膜炎などの合併症がない場合，血液培養陰性確認日を1日目として14日間となります[7, 8]．

2）臨床上重要：黄色ブドウ球菌菌血症とカンジダ血症の共通点とは？

黄色ブドウ球菌菌血症とカンジダ血症は初期研修中必ず遭遇すると言っても過言でないくらいcommonな感染症です．両者のマネジメントは似通ったところがあり，そのポイントは以下の通りです．commonである，そして厄介な感染症だからこそ，しっかりマネジメントできるように学びましょう．

- 血液培養1セットのみ陽性でも基本的に治療すべき感染症である（90％は真に菌血症：コンタミネーションと考えない）
- 血液培養陰性化を確認するために治療開始後に血液培養のフォローを行う
- 治療期間は血液培養陰性確認日を1日目とする
- カテーテル関連血流感染症が疑われた場合，カテーテルを抜去する
- 黄色ブドウ球菌菌血症では心エコー，カンジダ血症では眼科コンサルト（眼内炎を除外するため）など，菌血症（真菌血症）と診断された時点でマネジメントを行ううえで追加すべき検査などが存在する

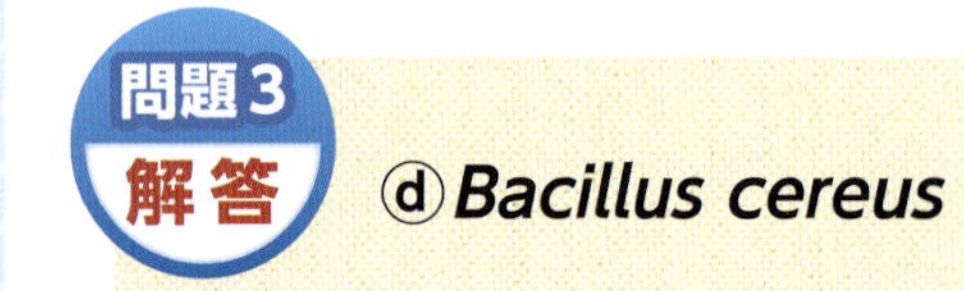

ⓓ *Bacillus cereus*

末梢静脈カテーテル関連血流感染症のマネジメント

グラム陽性桿菌はⓒの *C. perfringens* とⓓの *B. cereus* のいずれかですが，診断は末梢静脈カテーテル関連血流感染症が疑われること，また好気ボトルでも陽性となっていることから，最も可能性の高い微生物は *B. cereus* となります．

1）末梢静脈カテーテル関連血流感染症

カテーテル関連血流感染症と言えば中心静脈カテーテルをまず思い浮かべるかもしれませんが，普段頻用されている末梢静脈カテーテルでも血流感染症は起こります（**表5**）．血流感染をきたしている場合もあるので，単にカテーテルを抜けばよいというわけではありません．状況に応じて血液培養を採取しましょう．

今回はバチルス属のケースを取り扱いました．普段はコンタミネーションとして取り扱われている（？）バチルスですが，末梢静脈カテーテル血流感染症をきたす場合があります．実臨床ではバチルス菌血症を見た場合，まずは頻度の高いカテーテル（特に末梢静脈カテーテル）関連血流感染症なのか，コンタミネーションなのかの判断を強いられます．血液培養1セットで陽性になると判断に迷うだけですので普段から2セット採取を心がけましょう．実際のマネジメントとしては，感染症かもしれないというケースでは，バンコマイシン〔1回15～20 mg/kg（750～1,000 mg），12時間ごと（腎機能正常時）〕を開始して培養結果を待つ形となります．

2）アミノ酸製剤とバチルス菌血症の奇妙な関係

これまで基礎的研究で，アミノフリード® 輸液内にバチルスを注入すると急速に増殖するということがわかっていましたが[10]，2017年に公表された日本の病院8施設のデータを用いたケースコントロール研究では，バチルスによるカテーテル関連血流感染症のリスクファクターとして末梢静脈カテーテル留置（調整オッズ比 213.7，95％信頼区間：23.7～

表5　カテーテル別血流感染発生頻度

	カテーテル1,000日あたりの発生率
末梢静脈カテーテル	0.6
短期の中心静脈カテーテル	2.3
皮下トンネル型中心静脈カテーテル	1.2
埋め込み型ポート	0.2

文献9より．

1924.6）とアミノ酸製剤（調整オッズ比 41.6，95％信頼区間：4.2〜411.7）があげられるという結果となりました[11]．

またバチルスは外傷後の眼内炎の原因微生物としてときに経験しますが，カテーテル関連血流感染症などでの菌血症の結果，ときに急激な経過で眼内炎をきたし失明に至る症例もありますので眼の症状をきたした場合は眼科コンサルトを検討しましょう．

毎日の回診で「そのカテーテル（末梢静脈だけに限りません．中心静脈カテーテルや尿道カテーテルも含みます）は必要か？」「そのアミノ酸製剤は必要か？」「末梢静脈カテーテル関連血流感染症は起こっていないか？」を一度は考えましょう．筆者はカテーテルが挿入されている患者さんは毎日その必要性について考え，末梢静脈カテーテルが挿入されている場合は局所の確認をしています．

引用文献

1）Honda H, et al：The value of infectious diseases consultation in Staphylococcus aureus bacteremia. Am J Med, 123：631-637, 2010
↑感染症科コンサルテーションにより黄色ブドウ球菌菌血症の予後が改善されるという論文．

2）López-Cortés LE, et al：Impact of an evidence-based bundle intervention in the quality-of-care management and outcome of *Staphylococcus aureus* bacteremia. Clin Infect Dis, 57：1225-1233, 2013
↑黄色ブドウ球菌菌血症のバンドルの説明．全部行えば死亡リスクは約半分に．

3）Mermel LA, et al：Clinical practice guidelines for the diagnosis and management of intravascular catheter-related infection：2009 Update by the Infectious Diseases Society of America. Clin Infect Dis, 49：1-45, 2009
↑米国感染症学会によるカテーテル関連血流感染症ガイドライン．

4）Stryjewski ME, et al：Use of vancomycin or first-generation cephalosporins for the treatment of hemodialysis-dependent patients with methicillin-susceptible *Staphylococcus aureus* bacteremia. Clin Infect Dis, 44：190-196, 2007
↑MSSA菌血症ではセファゾリンが第1選択であることを示す論文①．

5）Carr DR, et al：A Comparison of Cefazolin Versus Ceftriaxone for the Treatment of Methicillin-Susceptible *Staphylococcus aureus* Bacteremia in a Tertiary Care VA Medical Center. Open Forum Infect Dis, 5：ofy089, 2018
↑MSSA菌血症ではセファゾリンが第1選択であることを示す論文②．

6）Spellberg BJ, et al：Current treatment strategies for disseminated candidiasis. Clin Infect Dis, 42：244-251, 2006
↑表がわかりやすい．

7）Takesue Y, et al：Management bundles for candidaemia：the impact of compliance on clinical outcomes. J Antimicrob Chemother, 70：587-593, 2015
↑カンジダ血症のバンドル．

8）Pappas PG, et al：Clinical Practice Guideline for the Management of Candidiasis：2016 Update by the Infectious Diseases Society of America. Clin Infect Dis, 62：e1-50, 2016
↑米国感染症学会によるカンジダ症の臨床ガイドライン．

9）Crnich CJ & Maki DG：The promise of novel technology for the prevention of intravascular device-related bloodstream infection. II. Long-term devices. Clin Infect Dis, 34：1362-1368, 2002
↑血管内カテーテルと血流感染症についての review．

10）Kuwahara T, et al：Effects of lipid emulsion and multivitamins on the growth of microorganisms in peripheral parenteral nutrition solutions. Int J Med Sci, 10：1079-1084, 2013
↑アミノ酸製剤にバチルス，セラチアを注入すると急速に増殖するという研究．

11）Kutsuna S, et al：Risk factors of catheter-related bloodstream infection caused by *Bacillus cereus*：Case-control study in 8 teaching hospitals in Japan. Am J Infect Control, 45：1281-1283, 2017
↑日本の8施設で行われたバチルスによるカテーテル関連血流感染症のリスク因子の研究．

15

問題1 問題2 問題3 問題4 問題5

研修医に知っておいてほしい感染対策

堀内正夫，関谷紀貴

はじめに

初期研修医の皆さん．目の前の患者さん一人ひとりの診断や治療の勉強だけでも大変かと思います．しかし，医療従事者として感染対策についても知っておく必要があります．感染対策はなかなか目に見えづらい医療の側面ですが，うまくいかなかった場合のインパクトは自分の担当患者さんのみならず，病院・地域のすべての患者さん，そして医療従事者にまで及んでいきます．**すべての医療従事者が知っておくべき基本的な感染対策**について，問題を通じて学んでいきましょう．

問題1

初めての夏休み，初期研修医のあなたは昨日東南アジア旅行から帰国したばかりだ．旅行先の現地では食べるものになるべく気をつけていたが，屋台で飲んだジュースに氷が入っていたかもしれない．明日から始まる内科ローテートに，あなたは少し不安な気分でいる．翌日の勤務に備え床につこうとしたところ，急な腹痛を覚え下痢になってしまった．下痢は水様で，体も少し熱っぽい．夜も何度かトイレに向かいながら朝を迎えたが，下痢は治まる気配がない．

Q 下痢があるときにはどうしたらよいだろうか？ 適切なものをすべて選べ．

ⓐローテート初日に初期研修医が休むわけにはいかないので，根性で出勤する
ⓑ医師として旅行者下痢と自己診断し，自宅に置いてあった抗菌薬を飲んで出勤する
ⓒ職場に電話し，症状を説明してお休みをいただく．受診についても相談する
ⓓとりあえず出勤してから指導医と相談する

問題2

初期研修医のあなたは，医学部に在籍中の後輩から働き出す前のワクチンについて質問を受けた．学生時代にB型肝炎ワクチンを受けた気がするが，その他のワクチンについてはきちんと思い出せない．しかし先輩としていい加減な答えを返すわけにもいかない．後日答える約束をして，あなたは調べはじめることにした．

Q 医療従事者として予防接種が必要な疾患はどれか？

ⓐ毎年のインフルエンザ　ⓑ麻疹，風疹，流行性耳下腺炎，水痘
ⓒB型肝炎　ⓓⓐ～ⓒのすべて

問題3

初期研修医のあなたは救急外来に来た患者さんを診察し，点滴ルートを確保しようとしている．ベッドサイドで診察→手袋をして静脈路確保→ベッドから離れて手袋を外しカルテ記載，という過程で手指衛生を行う必要があることを思い出した．

Q どのようなタイミングで手指衛生を行うべきだろうか？

ⓐ診察前　ⓑ静脈路確保のため手袋をつける前
ⓒ手袋を外した直後　ⓓⓐ～ⓒのすべて

問題4

初期研修医のあなたは救急外来で当直中，意識障害で運ばれてきた患者さんから血液ガスも含めた動脈血採血を行おうとした．ところが思わぬタイミングで患者さんが動き，刺入した針が動いて自分の手を刺してしまった．小さな傷で出血もしていないが，これは針刺し事故ではないかと不安になってきた．立て続けに救急車が到着しており，指導医も忙しくしている．患者さんのカルテを見ると，これまでにB・C型肝炎やHIVの既往はないようだ．

Q 針刺し後はいったいどうしたらよいだろうか？ 適切なものをすべて選べ．

ⓐとにかく患者の処置を終わらせることを優先する
ⓑ忙しそうだし誰にも言わないでおく
ⓒ患者の既往からリスクはないと判断し，誰にも言わないでおく
ⓓその場で指導医に針刺しを申告し，院内マニュアルに従って対応する

問題5

初期研修医のあなたは救急外来で当直中である．アルツハイマー型認知症のある高齢男性が，発熱と食事摂取不良を訴えて来院した．それ以外の症状はなく，病歴聴取だけでは原因がはっきりしない．診察をすると，胸部から下腹部にいたるまで時相が一致した水疱形成を伴う紅斑を認めた．帯状疱疹を疑ったあなたは，食事もとれないことから入院し，点滴アシクロビルの投与が必要と考えた．その日の入院病床担当に相談したところ，大部屋入院でいいかと聞かれた．

Q 入院にあたりどのような感染対策が必要だろうか？ 適切なものをすべて選べ．

ⓐ 入院は必要だが全身状態は良好であるため，一般病棟の大部屋で標準予防策を行う

ⓑ 大部屋でよいが，帯状疱疹があるため接触予防策として手袋およびガウン着用が必要

ⓒ 播種性帯状疱疹であるため，陰圧個室で空気予防策および接触予防策が必要

ⓓ 帯状疱疹の明らかな既往か，帯状疱疹ウイルスへの抗体が確認されているスタッフで診療にあたる

ⓒ職場に電話し，症状を説明してお休みをいただく．受診についても相談する

勤務すべきでない症状を知っておこう

われわれには周囲の患者さんと同僚の健康を守る義務があります．初期研修医であろうと指導医であろうと，感染性のある体調不良がある場合にはきちんと休まなければいけません．

1）どんな症状に気をつけたらよいだろう

発熱とともに，消化器症状（嘔吐・水様性下痢・血便），呼吸器症状（鼻汁・咽頭痛，くしゃみ・咳嗽，喀痰），皮膚症状があれば出勤の可否を検討する必要があります[1]．また，結膜充血や眼脂といった結膜炎の症状がある場合，感染性が高い流行性角結膜炎の可能性があり慎重な対応が必要です[1]．いわゆる風邪（ウイルス性上気道炎）であっても患者さんや同僚に広めては大変ですし，インフルエンザであればなおさらです．医療施設におけるインフルエンザ様疾患の流行では，スタッフと患者がともに感染することはよく知られています[2]．周囲への気兼ねや担当患者さんへの責任感はもちろんあるかと思いますが，より大きな事態につながってしまう危険があることから，休む必要性があるかきちんと相談することも社会人としての責任です．

2）具体的にはどうしたらよいだろう

まずは職場に連絡しましょう．状態の報告，受診すべきか否かなど相談できると思います．また，海外帰りであれば受診が必要な輸入感染症を考える場合もあります．

ⓓⓐ～ⓒのすべて

医療従事者として接種すべきワクチンを知ろう

医療関連施設で働く以上，感染症から自分の身を守るための予防接種が必要です．これは，周囲のスタッフや患者さんへ感染を広げないための責任でもあります．

1) どんなワクチンを接種すべきだろう

研修医の皆さんが接種すべきなのはB型肝炎ワクチン，麻疹，風疹，流行性耳下腺炎，水痘ワクチン，インフルエンザワクチンとなります[3]．

❶ B型肝炎ワクチン

B型肝炎ワクチンは直接患者のケアにあたる職種（医師など）や，患者の血液や体液に接触する可能性のある職種（検査技師やクリーニング業者など幅広い）が接種対象です[3]．

❷ 麻疹，風疹，流行性耳下腺炎，水痘ワクチン

麻疹，風疹，流行性耳下腺炎，水痘ワクチンはすべての医療従事者が，実習や勤務を開始する前に接種すべきとされます[3]．1歳以降に2回の接種歴があるか，抗体価が基準以上に高ければ接種の必要はありません[3]．特に，1990年4月2日より前に生まれた方は麻疹・風疹ワクチンを定期接種として2回受けていない場合が多く[4]，自分の予防接種状況と必要な対応を職場に確認して指示に従うことが重要です．

❸ インフルエンザワクチン

インフルエンザワクチンは毎年の流行前に必ず接種しましょう．勤務先の施設で職員をまとめて集団接種している場合も多いかと思います．インフルエンザワクチン接種は発症の予防とともに，高齢者などハイリスクの方で重症化予防や肺炎などの合併症を減らす意義があります[5]．

2) どの段階で接種するべきだろう

B型肝炎ワクチン，麻疹，風疹，流行性耳下腺炎，水痘ワクチンについては勤務開始前に完了していることが望まれますが，職場の方針に従って対応してください．見学の際に予防接種歴や抗体価の証明を求められる施設もあります．インフルエンザワクチンは上述通り毎年必要になります．

ⓓ ⓐ～ⓒのすべて

手指衛生について意識しよう

あらゆる状況で，すべての医療従事者にとって最も重要な感染対策が手指衛生です．大学病院において手指衛生率が48％から66％に上昇したことで，院内感染症が16.9％から9.9％に減少したという研究があります[6]．手指衛生は速乾式アルコール製剤を用いた擦式

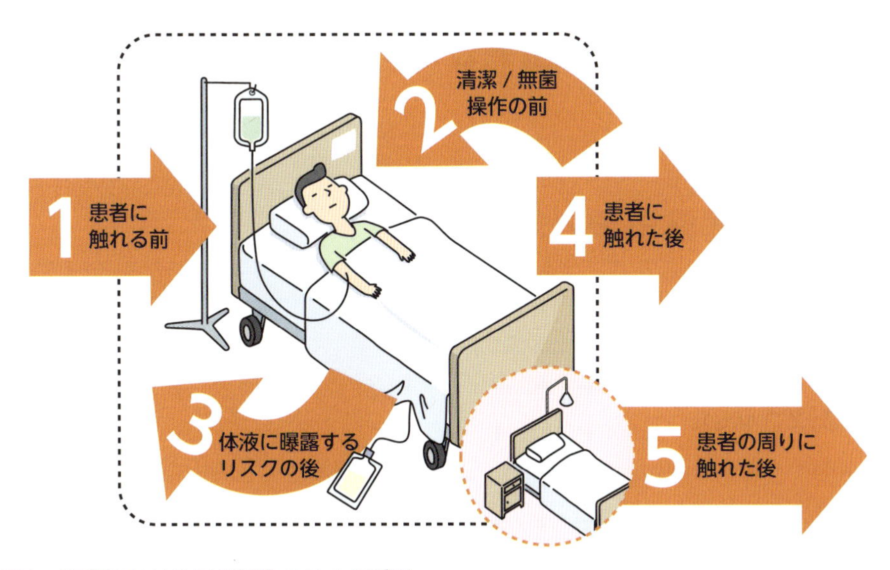

図1 医療における手指衛生の５つの瞬間
文献8より引用.

表1 手指消毒と手洗いの使い分け

手指衛生の方法	状況
石鹸と流水での手洗い	血液など手に目視できる汚れがあるとき トイレの後 *Clostridioides difficile*感染症 ノロウイルスなど下痢患者
速乾式アルコール製剤	上記以外の場合

文献9より作成.

手指消毒と，石鹸と流水での手洗いに分けられ，その使い分けを含め知っておく必要があります.

1）手指衛生のタイミング

基本的には患者さんや周囲の環境への接触や清潔操作の前と，体液曝露がありうる作業や患者さんから離れた後に行います（**図1**）[7].

よく見かけるのが，採血やルート確保を手指衛生せずに行ったり（しかも素手で！），手袋を外さずにパソコンを触っていたりといった行為ですが，いずれも厳禁です.

2）手指消毒と手洗いの使い分け

世界保健機構（WHO）のガイドラインから使い分けをまとめます（**表1**）[9]．基本は速乾式アルコール製剤でいいのですが，物理的な汚れや芽胞形成菌などアルコールに抵抗性のある病原体に接触した後は手洗いです.

ⓓ その場で指導医に針刺しを申告し，院内マニュアルに従って対応する

血液・体液曝露事象の対応を知ろう

針刺しを含めた血液・体液への曝露事象はすべての医療従事者が経験しうることであり，その対応について適切な理解が必要です．

1）まずは隠さない

針刺しを起こすと心理的な動揺が大きく，隠したり否認したりしたいという気持ちになってしまうかもしれません．しかし，自分の身を守るためにはまず報告すべきです．

2）血液媒介病原体

針刺しで感染しうるのが血液媒介病原体です．B型肝炎ウイルス（HBV），C型肝炎ウイルス（HCV），ヒト免疫不全ウイルス（HIV）が代表的です[10]．**表2**に針刺し事象における感染リスクをまとめます．

3）血液・体液曝露事象が起きてしまったら

まずは日頃から施設内の血液・体液曝露事象マニュアルの所在を確認しておきましょう．曝露後はすみやかに傷口を石鹸と流水で洗います[10]．曝露されたのが粘膜であれば流水のみです[10]．創部から血液を絞る必要はありません[1]．同時に現場責任者（指導医など）に連絡し，血液・体液曝露事象として施設規定に沿って対応を進める必要があります．**表3**に事故発生後に確認すべき項目をまとめます[10]．

4）曝露後感染予防が確立した疾患

B型肝炎およびHIVについては曝露後感染予防が検討されます．

B型肝炎は曝露された医療従事者のHBs抗体が陽性であれば，曝露後感染予防は不要です．HBs抗体が陰性の場合は，抗HBsヒト免疫グロブリン（HBIG）投与とHBVワクチン接種を行います[13]．

- 抗HBs人免疫グロブリン筋注1,000単位 / 5 mL　5～10 mL 筋注
- 組換え沈降B型肝炎ワクチン（ビームゲン® 注0.5 mL）　0.5 mLずつ4週間隔で2回，さらに20～24週後に1回 皮下注または筋注

HIV 曝露後の予防内服は効果が高いと考えられ，曝露後すみやかな内服が必要になります（できれば数時間以内）[14,15]．国内ではHIV診療協力病院と連携して，抗レトロウイル

表2 針刺し事象における感染リスク

曝露源	針刺しによる感染率
HBV（HBe抗原陰性）	3％[11]
HBV（HBe抗原陽性）	22〜31％[11]
HCV	3％以下[11]
HIV	0.3％[12]

表3 血液・体液曝露事象後に確認すべきこと

曝露の状況	・針刺し切創 ・粘膜曝露 ・皮膚損傷 ・患者からの咬傷
曝露された体液	・血液 ・血性体液 ・ハイリスクな体液（精液，腟分泌液，髄液，滑液，胸水，腹水，心のう液，羊水） ・濃縮されたウイルスとの直接的接触
曝露源の感染状況	・HBs抗原 ・HCV抗体 ・HIV抗体
曝露された医療従事者の感染状況	・B型肝炎ワクチン接種歴とワクチンによる反応 ・HBV抗体 ・HCV抗体 ・HIV抗体

文献10より引用．

ス薬内服（テノホビル＋エムトリシタビン＋ラルテグラビル）を行う指針が発表されています[16]．

・ラルテグラビル（アイセントレス®）400 mg　1回1錠，1日2回　＋
エムトリシタビン・テノホビル（ツルバダ®配合錠）1回1錠，1日1回
予防服用期間：4週間

C型肝炎に対する曝露後感染予防策は確立されていませんが，HCV抗体を曝露後4〜6カ月でフォローします[10]．

5）そもそも血液・体液曝露をしないために

筆者も**問題4**の症例と似たような状況で針刺しをしたことがあります．大事には至りませんでしたが，まずは針刺しをいかに防ぐかが重要です．そのためには，標準予防策を常に行うことが第一歩です．手袋を着用すると曝露される血液量が半分程度になるという研究もあり[17]，手指衛生の項目で述べたように処置時の手袋着用は重要です．また，針を扱う際にはほかの作業を同時に行わない，リキャップしない，針を手渡ししない，必要があれば複数のスタッフで協力する，針捨てボックス（感染性鋭利器材廃棄容器）をベッドサイドに持っていくといった防止策を意識してください[18]．また，採血後のスピッツへの分注は針を使わず，分注用器材を用いてください．

針を針捨てボックス以外のところに捨てたことで，清掃スタッフが針刺しをする事例も多く報告されています．針は捨てる場所をきちんと理解しておくことも含めて，使った人が最後まで責任をもちましょう．

ⓒ**播種性帯状疱疹であるため，陰圧個室で空気予防策および接触予防策が必要**

ⓓ**帯状疱疹の明らかな既往か，帯状疱疹ウイルスへの抗体が確認されているスタッフで診療にあたる**

感染予防策の種類

あらゆる患者さんに適応される標準予防策と，病原体の感染経路ごとに使い分ける予防策（接触，飛沫，空気）があります[19]．それぞれの感染対策を適切に行わなければ，結核や薬剤耐性菌の院内感染が起こりえます．

1）それぞれの予防策の内容[19]

❶ 標準予防策

標準予防策はあらゆる状況ですべての患者にあてはまる感染対策です．汗を除いたあらゆる体液，粘膜，皮膚損傷は感染源となるという前提です．手指衛生に加え，予想される体液曝露に応じて手袋，エプロン/ガウン，マスク，フェイスシールドを使います．通常の医療面接や身体診察，採血には手袋のみでいいかもしれません．挿管時にはマスクや場合によってフェイスシールドが必要となります．

❷ 接触予防策

接触予防策は手指や器具，環境を介して伝播する病原体への対策です．患者および周囲環境への接触時は常に手袋とエプロン/ガウンを使用します．病室は基本的に個室使用を検討しますが，施設状況に応じて大部屋に同じ感染症の患者を集めたコホート化などで対応します．点滴や器具の調整などの簡単な用件であっても，患者さん自身や周囲環境に触れる場合は必ず手袋とエプロン/ガウンを着用してください．

❸ 飛沫予防策

飛沫予防策は気道分泌物による感染を防ぐ対策で，基本的に個室使用を検討します．また，入室時にマスクを着用する必要があります．

❹ 空気予防策

空気予防策は空気中に長時間とどまるエアロゾルによる感染症に対して行います．陰圧個室を使用し，N95マスクを着用します．

表4 各感染予防策が適応となる状況

感染対策	適応となる状況
標準予防策	・あらゆる患者
接触予防策	・MRSAや多剤耐性グラム陰性桿菌などの耐性菌 ・多量の滲出液がある創部やドレナージ ・*Clostridioides difficile*感染症，ノロウイルスなどの下痢症（下痢が治るまで） ・単純ヘルペス（水疱が痂皮化するまで） ・限局性帯状疱疹（水疱が痂皮化するまで） ・伝染性膿痂疹（治療開始から24時間まで） ・結膜炎 ・ポリオ
飛沫予防策	・インフルエンザ ・風疹 ・百日咳 ・侵襲性髄膜炎菌感染症（治療開始から24時間まで） ・インフルエンザ桿菌による急性喉頭蓋炎（治療開始から24時間まで） ・インフルエンザ桿菌や髄膜炎菌による髄膜炎（治療開始から24時間まで） ・重症溶連菌感染症（治療開始から24時間まで） ・ウイルス性出血熱（エボラ出血熱，ラッサ熱など） ・パルボウイルスB19感染症 ・マイコプラズマ肺炎
空気予防策	・肺結核，喉頭結核 ・播種性帯状疱疹（免疫不全患者では限局性帯状疱疹でも播種性への進展が否定されるまで） ・麻疹 ・重症急性呼吸器症候群（SARS） ・中東呼吸器症候群（MERS）[20] ・鳥インフルエンザ（H7N9）[20]

文献19，20より作成．

2）それぞれの予防策が必要な疾患[19]

CDCのガイドラインより**表4**にまとめます．

3）播種性帯状疱疹への対応

感染対策領域では，2分節以上の神経領域にわたる帯状疱疹を播種性帯状疱疹とすることが一般的です[21]．接触予防策が求められる限局性帯状疱疹とは異なり，播種性の場合は空気感染として扱い，帯状疱疹ウイルスへの抗体をもっている医療従事者がケアにあたります[19]．また，免疫不全患者では限局性帯状疱疹であっても，後に播種性へ進展するリスクを考慮して，当初は接触および空気予防策の両方で対応します[21]．

Advanced Lecture

● 感染した医療従事者の権利保護

HIVに感染した看護師が解雇されたという事件が報道されたことがあります．HBV，HCV，HIVをもつ医療従事者のマネジメントに関するガイドラインでは，ウイルス量が管理されていれば手術も含めた職務を制限する必要はないとされています[22]．感染した医療従事者が不当に業務から外されたり，プライバシーを侵されたりしてはならないということを知っていただきたいと思います．

引用文献

1）「感染予防、そしてコントロールのマニュアル」（Damani N/原著，岩田健太郎/監修，岡 秀昭/監訳），メディカル・サイエンス・インターナショナル，2013

↑感染制御の話題について詳細にまとめられたマニュアル．

2）Yip JLY, et al：Outbreaks of influenza-like illness in care homes in the East of England: impact of variations in neuraminidase inhibitor provision. Public Health, 162：98-103, 2018

↑イングランドの介護施設におけるインフルエンザ様疾患の流行を記述した疫学研究．

3）日本環境感染学会：医療関係者のためのワクチンガイドライン 第2版．2014
http://www.kankyokansen.org/modules/publication/index.php?content_id=17

↑国内の医療従事者が必要とするワクチンについてまとめられている．

4）厚生労働省．麻しん・風しん：
https://www.mhlw.go.jp/stf/seisakunitsuite/bunya/kenkou_iryou/kenkou/kekkaku-kansenshou/kekkaku-kansenshou21/index.html

5）Grohskopf LA, et al：Prevention and Control of Seasonal Influenza with Vaccines: Recommendations of the Advisory Committee on Immunization Practices-United States, 2018-19 Influenza Season. MMWR Recomm Rep, 67：1-20, 2018

↑CDCによるインフルエンザワクチンの推奨．

6）Pittet D, et al：Effectiveness of a hospital-wide programme to improve compliance with hand hygiene. Infection Control Programme. Lancet, 356：1307-1312, 2000

↑手指衛生の向上によって院内感染症が減少したという報告．

7）Public Health Ontario：Best Practices for Hand Hygiene in All Health Care Settings, 4th edition. 2014
https://www.publichealthontario.ca/en/eRepository/2010-12%20BP%20Hand%20Hygiene.pdf

↑カナダの手指衛生ガイドライン．

8）Sax H, et al：'My five moments for hand hygiene'：a user-centred design approach to understand, train, monitor and report hand hygiene. J Hosp Infect, 67：9-21, 2007

9）World Health Organization：WHO Guidelines on Hand Hygiene in Health Care. 2009
http://www.who.int/gpsc/5may/tools/9789241597906/en/

↑手指衛生に関する最も重要なガイドライン．

10）U.S. Public Health Service：Updated U.S. Public Health Service Guidelines for the Management of Occupational Exposures to HBV, HCV, and HIV and Recommendations for Postexposure Prophylaxis. MMWR Recomm Rep, 50：1-52, 2001

↑血液媒介病原体への対応のガイドライン．

11）Sepkowitz KA：Health Care-Acquired Hepatitis.「Mandell, Douglas, and Bennett's Principles and Practice of Infectious Diseases, 8th Edition」（Bennett J, et al），Saunders, 2014

↑感染症の定番の教科書であるMandellにある医療関連肝炎の章．

12）Tokars JI, et al：Surveillance of HIV infection and zidovudine use among health care workers after occupational exposure to HIV-infected blood. The CDC Cooperative Needlestick Surveillance Group. Ann Intern Med, 118：913-919, 1993

↑HIV曝露後の感染率を調べた代表的な研究．

13) Centers for Disease Control and Prevention (CDC).：CDC guidance for evaluating health-care personnel for hepatitis B virus protection and for administering postexposure management. MMWR Recomm Rep, 62：1-19, 2013
↑HBV曝露への対応のガイドライン.

14) Panlilio AL, et al：Updated U.S. Public Health Service guidelines for the management of occupational exposures to HIV and recommendations for postexposure prophylaxis. MMWR Recomm Rep, 54：1-17, 2005
↑HIV曝露への対応のガイドライン.

15) US Public Health Service Working Group：Updated US Public Health Service guidelines for the management of occupational exposures to human immunodeficiency virus and recommendations for postexposure prophylaxis. Infect Control Hosp Epidemiol, 34：875-892, 2013

16) 東京都福祉保健局：HIV感染防止のための予防服用マニュアル．2017
http://www.fukushihoken.metro.tokyo.jp/iryo/koho/kansen.files/manual.pdf

17) Mast ST, et al：Efficacy of gloves in reducing blood volumes transferred during simulated needlestick injury. J Infect Dis, 168：1589-1592, 1993

18) 地方公務員災害補償基金：病院等における災害防止対策研修ハンドブック 針刺し切創防止版．2010
http://www.chikousai.jp/gyoumu/bousi/pdf/bousi32.pdf

19) Centers for Disease Control and Prevention：2007 Guideline for Isolation Precautions：Preventing Transmission of Infectious Agents in Healthcare Settings. 2007
https://www.cdc.gov/infectioncontrol/pdf/guidelines/isolation-guidelines-H.pdf
↑感染対策の分野での基本文献.

20) 国立感染症研究所：中東呼吸器症候群（MERS）・鳥インフルエンザ（H7N9）に対する院内感染対策．2014
https://www.niid.go.jp/niid/ja/diseases/alphabet/mers/2186-idsc/4853-mers-h7-hi.html

21) Centers for Disease Control and Prevention. Preventing Varicella-Zoster Virus (VZV) Transmission from Zoster in Healthcare Settings：
https://www.cdc.gov/shingles/hcp/HC-settings.html

22) Society for Healthcare Epidemiology of America：SHEA guideline for management of healthcare workers who are infected with hepatitis B virus, hepatitis C virus, and/or human immunodeficiency virus. Infect Control Hosp Epidemiol, 31：203-232, 2010

参考文献・もっと学びたい人のために

1) KNOW VPD！：
http://know-vpd.jp
↑VPD（vaccine preventable diseases：ワクチンで防げる疾患）をわかりやすくまとめているサイトです．小児のVPDに関するサイトですが，成人のワクチンについてもまとめた記載があります．

2)「感染対策40の鉄則」（坂本史衣/著），医学書院，2016
↑疫学調査や感染対策の実際について読みやすくまとめられています．

3)「Control of Communicable Diseases Manual, 20th Edition」（Heymann DL, eds），APHA Press, 2014
↑それぞれの感染症の特徴と必要となる感染対策が簡潔にまとめてあるマニュアル．

索引

欧文

A・B

C

D・E

G～M

P～V

和文

あ行

か行

さ行

た行

な行

は行

ま行

や・ら・わ行

執筆者一覧

編　集

羽田野義郎 (Yoshiro Hadano)
東京医科歯科大学医学部附属病院 感染制御部

執筆者 (掲載順)

羽田野義郎 (Yoshiro Hadano)
東京医科歯科大学医学部附属病院 感染制御部

2005年宮崎大学卒業．国立国際医療センター（現：国立国際医療研究センター）初期研修，2012年静岡県立静岡がんセンター感染症内科フェローシップ修了．大学病院と市中病院，異なる2つのセッティングで四六時中感染症とその周辺の諸問題と対峙しています．

沖中友秀 (Tomohide Okinaka)
佐賀大学医学部附属病院 感染制御部

百聞は一見に如かず．知識を確かなものにするためには"自分で"経験するということが何より大事だなと感じます．論理を積み重ねながら適切な抗菌薬を己で考え己で選択するために毎日が勉強です．

山口浩樹 (Hiroki Yamakuchi)
鹿児島生協病院 総合内科（総合診療・感染症）

鹿児島という地方にある中小規模病院で主治医診療も感染対策も研修医教育もできる感染症医育成に邁進しています．

小松真成 (Masanari Komatsu)
鹿児島生協病院 総合内科（総合診療・感染症）

この本をCATCHしたそこのあなた．本書を読んであなたが行うことが，まさに薬剤耐性（AMR）対策です！ いっしょにみんなで蠢き続けましょう．

石原あやか (Ayaka Ishihara)
自治医科大学附属病院 感染症科

感染症を強みにできる総合診療医を目指して研鑽中です．自治医科大学附属病院の感染症科では，市中感染症例から大学病院ならではの重症・複雑な症例まで，幅広く，かつ深く症例を経験できる魅力的な環境が整っております．興味のある方はぜひ見学にいらっしゃってください．

石岡春彦 (Haruhiko Ishioka)
斜里町国民健康保険病院 内科
自治医科大学附属さいたま医療センター 麻酔科集中治療部
非常勤講師

感染症の専門知識を生かす場面が多いことに喜びを感じつつ，日々地域医療に従事しています．高度医療機関での重症患者診療やアジアでの熱帯医学研究にも継続的にかかわっており，感染症学の面白さを実感しています．

藤田浩二 (Koji Fujita)
津山中央病院 卒前・卒後臨床研修センター，
総合内科・感染症内科 医長

長年勤務した亀田総合病院を離れ，2017年4月より岡山県北部の津山中央病院に着任し総合内科・感染症内科を立ち上げ2年目に入りました．内科全般，感染症診療全般に加えて，診断エラーのワークショップ（しくじり診断学）もライフワークの1つとし，中国地方の診療・医学教育がどんどん盛り上がっていくように頑張っています．

石井隆弘（Takahiro Ishii）

沖縄協同病院 総合内科

2006年秋田大学卒業．沖縄協同病院で初期・後期研修，2010年に沖縄県立中部病院感染症内科（短期研修），2014年より静岡県立静岡がんセンター感染症内科フェローを経て，2017年より現職．
臨床感染症の面白さを伝えるべく，研修医の先生方と毎日充実した日々を過ごしております．

細川貴弘（Takahiro Hosokawa）

岐阜県総合医療センター 感染症内科

生まれ育った岐阜県で臓器横断的な分野である感染症の診療を通して少しでも患者さんに貢献できる医師になるべく日々研鑽中です．感染症診療や研修医教育を通して地域医療に貢献していきたいと考えています．

鈴木　純（Jun Suzuki）

岐阜県総合医療センター 感染症内科

嫌気性菌感染症を理解するには「五感」が大事です．
視覚：培養で生えなくても，グラム染色で見えれば嫌気性菌かも
嗅覚：悪臭があれば嫌気性菌かも
触覚：握雪感があれば嫌気性菌かも（ガス壊疽）
聴覚：嫌気性菌が悪さをしうる感染臓器か（問診）
味覚：うみゃー（膿ゃー）（名古屋弁）
…段々苦しくなってきました（汗）．

水野なずな（Nazuna Mizuno）

健和会大手町病院 感染症内科

専門：小児感染症，渡航医学，予防接種
九州で数少ないベッドフリーの北米型感染症フェローシップを行っています．全科から院内コンサルトを受け，診療科間の垣根も低く，感染症医としてとても働きやすい職場だと思います（羽田野先生お墨付き！）．
渡航外来もあり，新病院も建設中です．フェロー絶賛募集中!!

野木一孝（Kazutaka Nogi）

奈良県西和医療センター 循環器内科

循環器内科医ではありますが，集中治療や総合診療，感染症など，さまざまな分野に興味があり，現在は院内の研修医教育にも力を入れています．「5年，10年後の奈良の医療を良くするためにみんなで頑張ろう！」を合言葉に研修医と日々切磋琢磨していますので，興味のある方はぜひご連絡ください．

北　和也（Kazuya Kita）

やわらぎクリニック 副院長
奈良県西和医療センター 感染制御内科

このまま何の対策も講じずに抗菌薬を使い続ければ，2050年にはがんによる死者（820万人/年）よりも耐性菌での死者（1,000万人/年）が多くなるという研究があります．交通事故（120万人/年），糖尿病（150万人/年）をもはるかに上回るといわれています．
目の前の患者さんに全力投球しつつも，広い視野をもち，未来を見据えた感染症診療を実践しましょう！

野溝崇史（Takafumi Nomizo）

湘南厚木病院 総合内科

Hospitalistとして広く深くなんでもやっていきたいなと思っています．厚木も意外と良いところですので楽しくやっています．一緒に働きたい方，いつでも募集中ですのでぜひ一度遊びに来てみてください！

和足孝之（Takashi Watari）

島根大学医学部附属病院 卒後臨床研修センター

ガチガチのジェネラリストとしてあこがれ!?の大学教員になって早3年目です．予想を超えて大学は楽しく，臨床・研究・教育三昧でやりたい放題です．島根でワッショイワッショイ!!現在のミッションは皆の力で日本の臨床医学教育は島根がリードする（妄想）がモットーです．

古谷賢人 (Kento Furuya)

伊豆赤十字病院 内科

感染症に強いgeneralistをめざし日々勉強中です．へき地病院でもスタンダードな治療を提供できるよう，一症例一症例を大切にしていきたいです．

伊東直哉 (Naoya Itoh)

静岡県立静岡がんセンター 感染症内科

All physicians should be general！
すべての医師はまずジェネラリストであるべきと思います．

岡　祐介 (Yusuke Oka)

佐賀大学医学部附属病院 感染制御部

感染症コンサルトや感染制御，HIV診療などを行っています．
研修医教育にも力をいれており，多くの研修医の先生方とともに日々の診療にあたっています．

濵田洋平 (Yohei Hamada)

佐賀大学医学部附属病院 感染制御部 助教

山口裕崇 (Hirotaka Yamaguchi)

飯塚病院 総合診療科

総合診療を志す感染症医として，日々あるべき姿を探求しています．初期研修から卒後4年目まで沖縄群星プロジェクトの中頭(なかがみ)病院で育てていただき，その後，健和会大手町病院（感染症内科フェロー）の2年間を経て，卒後7年目から現職です．心で見なくちゃ，ものごとはよく見えないってことさ．かんじんなことは，目に見えないんだよ（サン＝テグジュペリ作『星の王子さま』）．

戸田祐太 (Yuta Toda)

国立国際医療研究センター 国際感染症センター

救急・集中治療が専門．
感染症診療のロジックに魅了され国立国際医療研究センターの国際感染症センターで研修，一般感染症に加えマラリアなど輸入感染症やHIV・結核などの感染症診療に携わっています．
当センターに興味のある方は気軽にお問い合わせください．

森岡慎一郎 (Shinichiro Morioka)

国立国際医療研究センター 国際感染症センター

山本泰正 (Yasumasa Yamamoto)

静岡県立静岡がんセンター 感染症内科

今後，耐性菌の増加で感染症診療が難しくなっている状況で抗菌薬の適正使用があらためて注目されています．学生や研修医の皆さんに興味をもって感染症の勉強に役立ててもらえれば，幸いです．

倉井華子 (Hanako Kurai)

静岡県立静岡がんセンター 感染症内科 部長

2002年富山大学卒業，2010年から静岡がんセンターで勤務しています．10年以上感染症を専門にしていますが，抗菌薬の中止時期はいつも悩みます．AMR（薬剤耐性）対策が注目されるなか，最適な治療期間を模索する研究が今後さらに進んでいくでしょう．エビデンスを追いかけるのと同時に，一症例ごとに考える姿勢を忘れないように心掛けています．皆さまの見学をお待ちしています．

堀内正夫 (Masao Horiuchi)

がん・感染症センター都立駒込病院
感染制御科・臨床検査科

関谷紀貴 (Noritaka Sekiya)

がん・感染症センター都立駒込病院
感染制御科・臨床検査科

抗菌薬ドリル

感染症診療に強くなる問題集

2019年3月10日　第1刷発行
2022年4月　1日　第4刷発行

編　集　羽田野義郎

発行人　一戸裕子
発行所　株式会社　羊　土　社
〒101-0052
東京都千代田区神田小川町2-5-1
TEL　03（5282）1211
FAX　03（5282）1212
E-mail　eigyo@yodosha.co.jp
URL　www.yodosha.co.jp/

ISBN978-4-7581-1844-6
印刷所　株式会社 加藤文明社印刷所